心療内科医が教える
本当の休み方

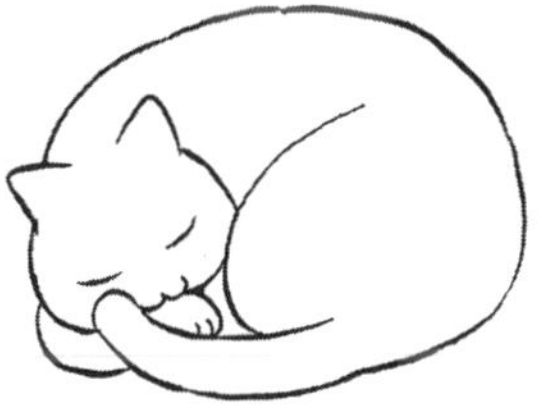

心療内科医
鈴木裕介

アスコム

はじめに

今、多くの人が、気づかぬうちに疲れやストレスを抱えています。

科学技術の高度化により、私たちは便利で快適な生活を手に入れやすくなりました。

ほとんどの人がスマートフォンやタブレットなどを手にし、ネットで手軽に有益な情報や娯楽を得ることができます。

それでも、心と身体のバランスを崩してしまう人は後を絶ちません。

精神を患う人、睡眠に問題を抱える人、メンタルヘルスの不調による休職者は増加し続けています。

コミュニケーションがますます複雑化した結果、情報が多すぎて処理しきれなくなり、何を信じ、何を頼りにして生きればいいのかわかりにくくなっているのかもしれません。
家に帰ってきても、心配事がなくなることはなく、知らず知らずのうちに心身が疲弊《ひへい》してしまっている人、限界までストレスをためてしまっている人、心の傷を負ってしまっている人が少なくないのです。

そして、「いくら休んでも、疲れがとれない」「そもそも、十分に休むことができない」「休むのが苦手」と感じている人もたくさんいます。

おそらく、みなさんの中にも、

・休みたいのに、仕事が忙しくて休めない
・育児中で、自分の時間がまったくとれない
・会社から帰ったら、エネルギーを使い果たしていて何もする気力がない
・週末も、家事や家族サービス、翌週からの仕事の準備などに追われ、自分の疲れを癒やす間もなく終わってしまう

・年齢を重ね、休む時間はできたけれど、先のことを考えると不安で気が休まらない

という人がいらっしゃるのではないでしょうか。

私のクリニックにも、日々の仕事や生活の中で、傷つき、処理しきれないほどのストレスを抱え、しかし十分に休むことができず、心身が耐えきれなくなってしまった方がしばしば来られます。

では、耐えきれなくなると、どうなるのか。

多くの場合、まず身体がいうことをきかなくなります。

頭では「自分は大丈夫」「働きたい」「人に会いたい」と考えているのに、朝、どうしても起きられなかったり、通勤途中もしくは帰宅途中に、動悸《どうき》や吐き気を催したり、理由もなく涙が出てきて止まらなくなったり……といったことが起こってし

まうのです。

その結果、休職を余儀なくされる方、何らかの治療が必要になる方もいます。

もちろん、ストレス源となっている仕事や難しい人間関係から離れたり、適切な治療を受けたりすることで、多くの方は回復され、再び社会の中で生きていく力を取り戻されるのですが、心身の状態が悪化する前に、うまく休めて回復できるのであれば、それに越したことはありません。


しかし、休みの日にひたすら眠ったり、ダラダラ過ごしたりすることで、心身の状態が改善するとは限りません。

実は、それぞれの人の個性や、その時々の心身の状態などによって、「本当の意味で心や身体を癒やすことができる休み方」は異なるのです。


本書では、「忙しくて休む時間が取れない」「休日も気持ちが休まらない」「自分では休んでいるつもりなのに、なかなか疲れがとれない」というみなさんに、たとえ短い時間でも「本当の休み」をとっていただくための方法をお伝えします。

本当の意味で「休む」ということを理解できれば、
「土日にどれだけ休んでも疲れが取れない問題」も、
「家族のためと頑張りすぎて、休み方がわからない問題」も、
「人生に疲れたとき、休み方がわからない問題」も、
「気持ちは元気なはずなのに、身体の調子が悪くてついてこない問題」も、
「人に傷つけられて、しんどい問題」も、
「休むことに罪悪感を感じてしまい、休めない問題」も、
「精神的につらすぎて、どうしたらいいかわからない問題」も、
私たちが抱えるいろいろな問題に対する、解決の糸口になると確信しています。

休むことは「自分を大切にすること」です。
この本がみなさんが心や体を癒やし、少しでも「生きやすくなった」と感じていただけることを、私は心から願っています。

目次

PART 1 疲れたけれど休めない人へ
心療内科医が教える本当の休み方

PART
2

あなたの心と身体を癒やすカギは「自然なゆらぎ」と「自律神経」にある

PART 3

人は「安全」「安心」を感じると、癒やされ、回復していく

PART 4

自分の身体のニーズを知り、適切な回復行動をとろう

PART
5

新しい自分が見つかる「BASIC Ph」の話

最終章

「身体と調和する」生き方を目指そう

心と体を回復させる

PART 1

restore the mind and body

疲れたけれど休めない人へ

心療内科医が教える本当の休み方

01

疲れているのに、上手に休めない。その理由はなんだろう

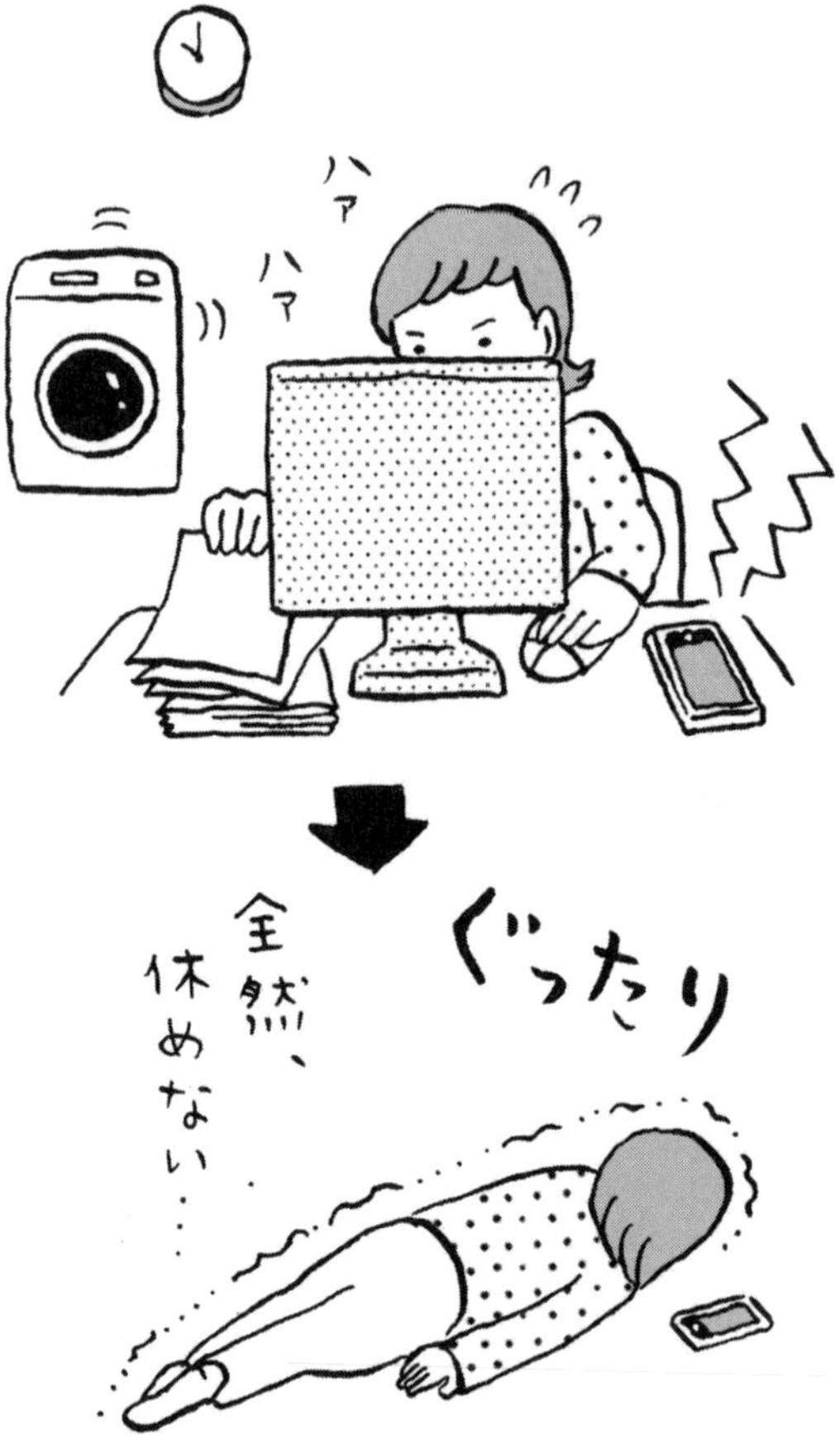

8割弱の人が、慢性的な疲労を感じている

まず、みなさんにお尋ねします。
あなたは、次のような悩みを抱えていませんか？

「忙しくて、または職場の人の目が気になって、なかなか休みがとれない」
「休みをとっても、仕事のことが気になってしまう」
「休みの日は、家事や家族サービスをしてしまい、結局ゆっくりできていない」

あるいは、「自分は一応休めてはいる」という人でも、次のような悩みを抱えているかもしれません。

「休日、ずっと寝ていたら、月曜日の朝からだるくて、仕事に身が入らない」
「それなりに休んでいるはずなのに、疲れが取れている実感がない」

「休みの日に適度に身体を動かしてみたところ、かえって疲れが増してしまった」

近年、「休みたくても休めない」という悩みや「休みをとっても、心や身体が休まらない」「自分では休んでいるつもりなのに、疲れが取れない」という悩みを抱えている人、それにより常に心身の疲労を感じている人が少なくありません。

実際、日本疲労学会らが発行する「2022年休養・抗疲労白書」によれば、8割弱の人が「疲労を感じている」と答えています。

私は10年以上前、身近な人の死をきっかけに、医療職のメンタルヘルス支援活動を始め、5年ほど前からは都内に内科のクリニックをオープンし、さまざまな「生きづらさ」を抱える方々の話を聴いてきました。

その中には、こうした「休み」に関する悩みや問題を抱えている方がたくさんいらっしゃいました。

また、「多少休まなくても自分は大丈夫だ」と思っていた人が、ある日突然、体調不良に襲われる、理由もなく涙が出てきて止まらなくなるといった状態に陥り、ようやく心身に限界が来ていたことに気づくというケースもしばしばあります。

疲労というのは、目に見えるものではありません。

「疲れた」という実感が必ずしも伴わない疲労というのも存在します。

その結果、頭では大丈夫だと思っていても、まず身体が先に悲鳴を上げ、『会社に行きたい』という気持ちはあるのに、どうしても朝、起きられない」といった症状があらわれてしまうのです。

「きちんと休む」のは、非常に高度な技術

私は研修医時代、尊敬する先輩医師から「ぼくらの仕事は安定したパフォーマンスを何十年も維持する必要があるから、プロとして休む技術が必要なんだよ」と教えられました。

それはまさに真実であり、ありがたい教えだったと思っていますが、私自身も、決して休むのが上手だとはいえませんでした。

そもそも「休む」とはなんでしょうか。

日本語ではａｂｓｅｎｔ（欠席・欠勤する）と、ｒｅｓｔ（休憩・休養する）は同じ「休む」という言葉を使うため勘違いされますが、仕事や学業に勤《いそ》しんでいない時間を過ごしているからといって、うまく休めているとは限りません。

休養とは、「疲労を回復し、健康を取り戻す」という目的のために、一定の時間を使って行われる行為のことです。

ゲームでは、宿屋に泊まって休めば体力は一瞬で全回復しますが、現実はそう簡単にはいきません。

では、なぜ「休みたくても休めない」「休みをとっても、心や身体が休まらない」「休んでいるつもりなのに、心身の疲れが取れない」といった状態が起こるのか。

その根本的な原因は、「休むこと」が、いかに難しさを伴う高等技術であるかが理解されていないことにあると私は思います。

人がうまく「休む」ためには、大きく3つのプロセスがあると考えています。

①休みが必要な状態だと自覚すること
②休むことができる環境を確保すること
③自分の状態にとって適切な休養活動を選択すること

「きちんと休む」「自分に合った本当の休みをとる」というのは、これらのプロセスをすべて成立させないといけない「総合芸術」のようなものだと考えています。

しかし、これらすべてのプロセスにおいて、非常に大きなハードルが存在します。ハードルが高く、さらに高度な技術を要するにも関わらず、私も含めて、ほとんどの人は「休む」ことについて深く学ぶ機会がありません。

よくわからないまま「テキトー」に休んでいるというのが現実かもしれません。

まずは「休むこと」について、改めてとらえ直していく必要があるでしょう。

本章では、「休むことを難しくしているさまざまな背景」について、生理学的な背景や過去のストレス研究の概念《がいねん》、社会的な背景などを参考にしながら、順を追って説明していきたいと思います。

02

「人はストレスに気づきにくい」。だから「休みが必要だ」とわからない

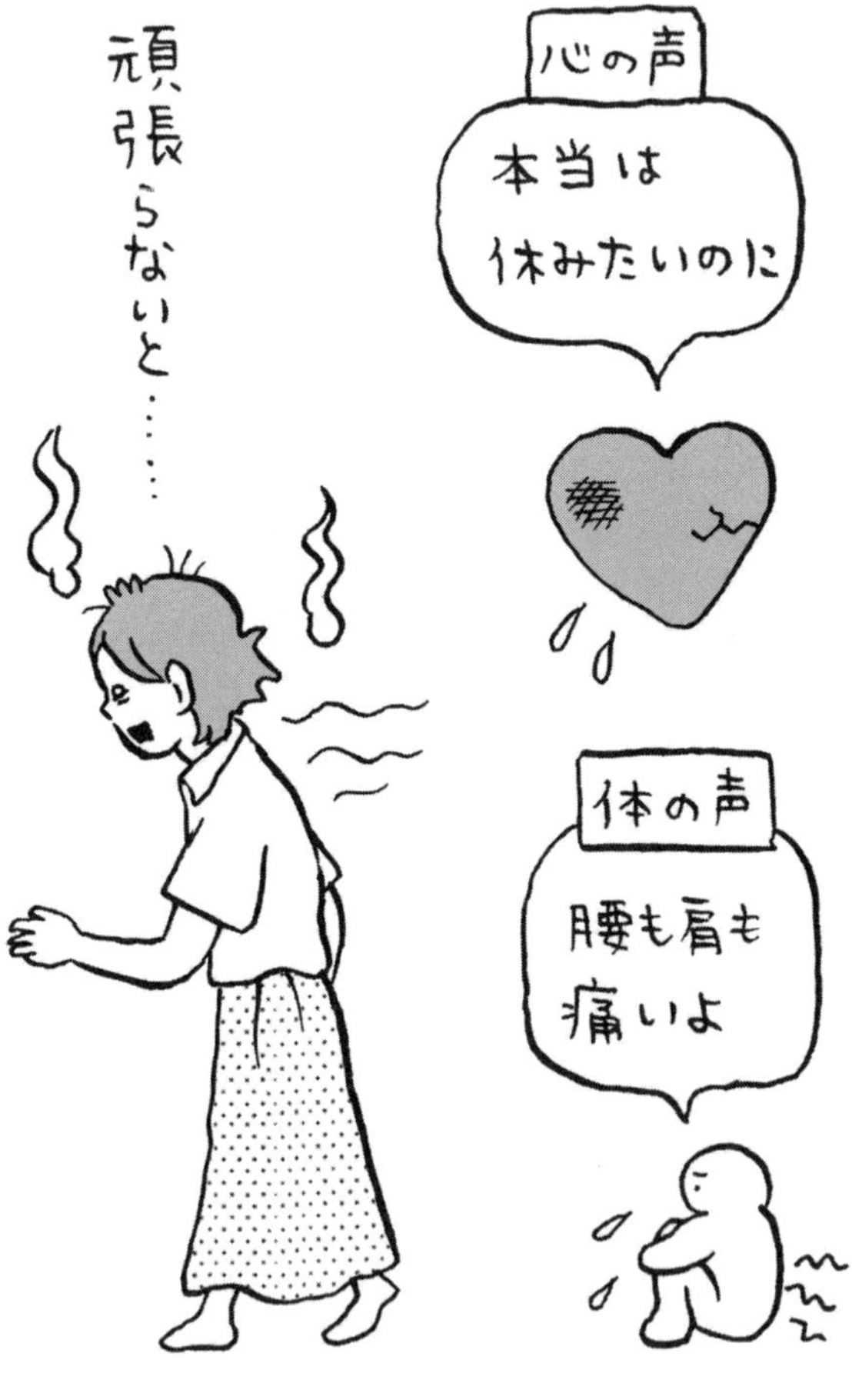
心の声
本当は休みたいのに
体の声
腰も肩も痛いよ
頑張らないと……

人の身体は「ストレス」を誤魔化すようにできている

まず、休むために必要な第一のプロセス、「休みが必要な状態だと自覚すること」について考えていきましょう。

私たちの日常の体力管理において、ゲームのように自分のＨＰ（体力）が数値化されているわけではありませんし、減ったときに警告を鳴らしてくれるわけでもありません。

うまく休むためには「いま、自分のＨＰが減っていて、休養が必要だ」というサインに自分自身で気づく必要がありますが、これが非常に難しいのです。

その理由を説明するために、ストレスにさらされているとき、身体に何が起こっているかを説明させてください。

ストレスがかかっている環境にいるとき、人間の身体はその負荷に抵抗するために、副腎という臓器から「抗ストレスホルモン」と呼ばれる物質を放出させます。

有名な「アドレナリン」はその一種です。

アドレナリンやコルチゾールといった抗ストレスホルモンは、ストレス環境に抵抗するために血圧や血糖値を上げて、身体を「戦闘モード」にします。

いわば、パフォーマンスを高めるための「ドーピング」をするのです。


これは、ストレス状態になっているときに自動的な反応として生じ、ホルモンが枯渇《こかつ》しない限り継続します。

ストレス環境に抵抗するための「ドーピングモード」は、概ね《おおむ》3か月は続きます。

その間、身体にダメージは蓄積していますが、むしろ心身の調子は上がっていたりします。

それに気づかぬまま調子が良いと勘違いして頑張り続けた結果、3か月たって抗ストレスホルモンが枯渇すると、一気に自覚的な疲労感とさまざまな身体症状が襲ってきます。

慢性頭痛、吐き気、腹痛や便秘・下痢などお腹のトラブル、蕁麻疹《じんましん》や湿疹《しっしん》・脱毛などの皮膚トラブル、不眠や途中で起きてしまうなどの睡眠トラブルなど、ありとあらゆる症状が出現します。

このように、ストレスマネジメントの難しさは、ストレス反応が自覚されないことにあります。

あくまでも身体の自然な反応ですから、かなり自覚的に自分がストレスにさらされているか、疲れているかを探らなければ、「休みが必要だ」と気づくことは難しいでしょう。

ストレスに気づきにくい。

ここに私たちが「上手に休めない」理由が隠されているのです。

頭痛や腹痛は「心のダメージ」のサイン

少し古いデータではありますが、心療内科医師の三木治氏は、最終的に「うつ」と診断された人の6割以上はまず内科にかかっており、初診から精神科や心療内科にかかった人はほんの数%だったと報告しています。

ストレスが蓄積したときに、うつや意欲の低下などの精神的な症状よりも、まずは身体の症状から来る、ということが知られていないことも、自らの疲労を少なく見積もってしまう大きな原因になっています。

私は心療内科として、片頭痛や過敏性腸症候群などの、いわゆる内科系の疾患もみていますが、頭痛やお腹の症状の悪化を訴えて来院される方の半数以上は、「うつ」のスコアも上昇しています。

つまり、頭痛や腹痛には、「メンタルの疾患」という一面があるのです。

日常的に起こるさまざまな身体の症状が、「精神的なダメージのサイン」であることに気づくことが大切です。

医学的には、ストレスやさまざまな感情が身体の調節に影響を与えて種々の身体反応を生じさせ、また、身体の反応や症状があることが心理状況に影響を与えている現象のことを「心身相関」といいます。

腰痛も「メンタル疾患」の一つ？

心身相関の一例として、腰痛も「精神的な要因」があることが知られています。腰痛の危険因子に、「前かがみの動作やひねり動作が頻繁《ひんぱん》にある」といった物理的な要因だけでなく、「仕事に対する満足度が低い」「上司のサポート不足」といった心理的な要因が影響しているのです。

意外に感じる方も多いかもしれませんが、人間には痛みを感じると、「オピオイド」という痛みを抑える物質を分泌して、苦痛を軽減する神経回路があるのです。

しかし、精神的なストレスがかかっていると、この回路がうまく働きません。メンタル状態が悪化しているために、普段は耐えられるようなちょっとした痛みにも過剰に身体が反応してしまうというタイプの「痛みの悪化」があるのです。

つまり、腰痛にもまた「メンタル疾患」としての一面があるといえます。

気がつかない、多様な「ストレッサー」の影響

ストレスに気づくことを難しくしている理由の一つに、ストレッサーが多様であることも挙げられます。

私たちの心にダメージを与えるものを「心理的ストレッサー」といい、さまざまな分類方法がありますが、ここでは大きく2つに分けて紹介します。

①ライフイベント　：人生において大きな変化をもたらす出来事のことで、家族との死別、結婚・離婚、失業、引っ越しなど

②デイリーハッスルズ：満員電車や生活騒音、面倒な家事など普段から経験するような日常の些細《ささい》な出来事のこと

このうち、まずは、「ライフイベント」について説明しましょう。

私たち人類は、ストレスとは何か、それをどう図るか、というテーマに長らく取り組んできましたが、1950年代、アメリカのホームズとラーという研究者が「ライフイベント法」という画期的な測定法を開発しました。

これは、「結婚」というイベントに対するストレス度を「50点」とし，それを基準に0〜100点の範囲で、それぞれのイベントをこなすのにどれだけエネルギーを用いるかを評価するというものです。

たとえば、「配偶者の死が100点」「離婚は73点」「転職は36点」という具合に、イベントごとに点数でストレスの程度を表していくわけです。

そして、1年間で累積300点を超えた人が1年以内に心身の不調をきたす、ということを報告しました。

これは古い研究ですが、今でも項目を変えたり、国や文化に合わせて再研究がなされたりしており、ストレス研究ではもっとも数多く引用される論文の一つとなっています。

ここで、注目すべきは、「結婚」「妊娠」「夫婦の和解」「(昇進も含めた) 職位の変化」といった、一般的にポジティブと思われるライフイベントにも高い点数が設定されているということです。

なにも「結婚は人生の墓場である」などという皮肉の話ではありません。ポジティブな変化であっても、体調を崩す理由となる。

つまり、「変化とは、すべからくストレスである」ということなのです。


実際に、転居によって発症する「引っ越しうつ病」や、肝煎《きもい》りの事業を成功裏に終えたことで発症する「荷下ろしうつ病」といった言葉があります。

潜水夫が水圧の高い海底から急に浮上したら命が危ないように、プレッシャーからの開放がきっかけで調子を崩してしまうことがあるのです。


また、厳しい環境から楽な環境への変化であっても、そのペースの違いにやられてしまうことがあります。

臨床研修医は、世界でもっともメンタルヘルス的にハイリスクな職業の一つであると言われ、「3か月で30%の人がうつ状態になる」、という報告もあります。

その原因は、さまざまな領域の医学を勉強しないといけないために1~2か月ごとに働く診療科が変わるという育成システムがあり、それによる生活環境変化の負担の大きさにあると考えられています。

私たちは環境の変化に適応していくのに、無意識のうちに多大なエネルギーを消費しているのです。


ですから、たとえ刺激ややりがいがあったとしても、環境が変化したときは、心身に負担がかかっていることに自覚的である必要があります。

むしろ、ポジティブな変化こそ、ストレスに気づきにくく危険であるとすらいえるかもしれません。

すでにお伝えしたように、「結婚」「妊娠」「昇進」「栄転」といったポジティブな変化であっても、短期間に積み重なれば、それは心身の健康にとって大きなリスクになりえます。

ライフイベントストレスは「連発すると危険」ということを覚えていて下さい。

もっとも厄介なのは日常の小さなストレスたち

しかし、それ以上に気づきにくいストレッサーが、「デイリーハッスルズ」です。ハッスル（Ｈａｓｓｌｅ）とは「面倒な状況」という意味で、日常生活で出会う、小粒でちょっとしたストレッサーのこと。

たとえば、「電車で隣に座った人の香水がきつかった」「ＳＮＳで好きじゃない感じの口調の投稿を見て『うわっ』となった」「たんすの角に足をぶつけた」「部屋が汚い」とかそんな粒感の小さいものです。

これらのデイリーハッスルは、一つひとつは大してダメージになりません。

僕の好きなロールプレイングゲームで、1歩歩くと1ダメージだけ食らう「毒の沼地」というのがあるのですが、それに近いイメージでしょうか。

一つひとつのダメージが小さいからこそ厄介で、自分でも気づかないうちにダメージが蓄積してしまうのです。

離別や降格など、ネガティブなライフイベントによるストレスは自覚しやすいと思いますが、デイリーハッスルズはかなり意識していないと気づくことはありません。

そして、当たり前ですが、気づかないものには対処できません。

「小さいことは気にしない」という気持ちでいれば、ストレスは蓄積しないと思うかもしれませんが、細かなダメージを慢性的に負い続けたらどうなるでしょう。気がついたら瀕死《ひんし》状態となっている可能性は、かなり高いといえます。

事実、デイリーハッスルズを提唱している高名なストレス研究者ラザルスは、むしろこういった誰もが頻繁に経験する些細なデイリーハッスルの積み重ねが、心身の健康状態にもっとも影響すると言っています。

中でも、小さなことにダメージを受けやすく、繊細《せんさい》であるという自覚がある人ほど、自分が何に傷ついているのかを細かく知る必要があると思います。

「特別な理由があるわけじゃないのに、なんか気分が落ちてしまう」という場合、デイリーハッスルの積み重ねが原因になっているかもしれません。

対策として、何かもやっとしたものを感じたら、いちいちそれに気づいてあげて、記録しておくことをおすすめします。

対人関係においても、「ちょっとあの言い方気になるなあ」とか、「あの態度、ちょっと嫌だったかもな」と思うことがあるでしょう。

これを、私は「コミュニケーションの小骨」と呼んでいますが、こうした小骨をなかったことにせず、「あ、いま、のどに小骨刺さってるかも」と自覚して、できればスマホのメモなどに記録していく（少なくとも、記憶しておく）のがよいと思います。

特に、身近で重要な対人関係においては、こうした「小骨」レベルのことが一番言いづらかったりします。

お互いに良好な関係でいたいからこそ、波風を立たせたくないために、ちょっとひっかかったくらいのことは「言うまでもないかな」と飲み込んでしまうことが多いからです。

それを直接言うか言わないかは、相手とどういう関係でありたいかによるので、一概《いちがい》に言えませんが、少なくともコミュニケーションにおいて、小骨が刺さっているような小さな不快感があることを、無視せずに認めてあげることが大切です。

ここまで述べてきたストレッサーは、さまざまな形で私たちの体にダメージを与えますが、本稿の冒頭で述べたように、身体は3か月程度はドーピングモードによってストレスを誤魔化し、休む必要を感じさせません。

ですから、「環境の変化」「プレッシャーからの開放」「デイリーハッスルズ」といった気づきにくいストレッサーがある、ということをあらためて認識していただくことが、自分が抱えているストレスの状態を明確にする助けになります。

さまざまなストレス反応・ストレッサーを知ることが、「休みが必要な状態だと自覚する」第一のステップの上達のコツなのです。

03

本当はいつ「休んでもいい」。でも「休める環境」を確保するのが難しい

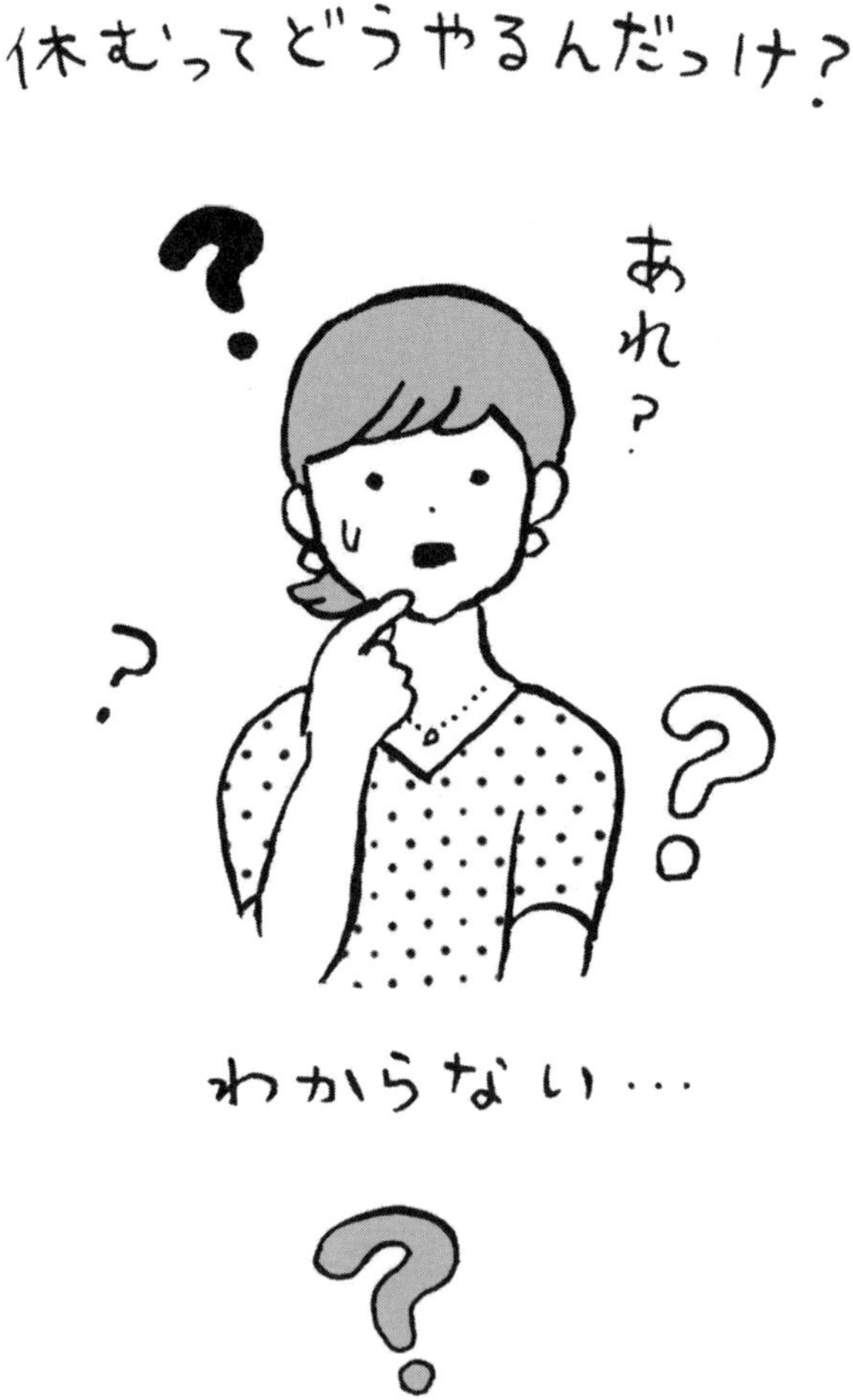

本当は「いつ休んでもいい」のだと知ってほしい

次に第二のプロセス、「休むことができる環境を確保すること」についてお話しします。

自らの疲労、ダメージを自覚し、「休んだほうがいいかも」と気づいたとしても、「休む」を実行するには、そのための環境を確保しなければなりません。

つまり、振られた仕事や家事など、日々のやらなければいけないことの手を休め、休養のための時間を調達しないといけないのです。

そのために、いま抱えている業務をほかの誰かに引き継いでもらうなど、周囲の協力が必要になってくるケースも多いでしょう。

しかし、素直に「自分が不調である」ということを第三者に伝えられる人が、どれだけいるでしょうか。

心配をさせたくない、迷惑をかけたくない、評価を下げたくない、スキを見せたくない、といったさまざま心理が、「休みたい」と伝えることの障壁になってしまうのです。

相手が上司など自分を評価する立場の人であれば、仕事のうえで不利になるリスクが高まります。

また、疲労が蓄積するほど思考力が下がるため、合理的な意思決定は困難になり、自己評価も下がるので、ますますヘルプを出すことが困難になります。

休職が必要なレベルにまで追い込まれていたとしても、「自らの限界を伝えヘルプを求める」というリスクを背負うぐらいだったら、このまま働き続けていたほうが精神的にラクだと思う人も少なくありません。

「休む」ことを宣言するというのは、それほどまでに勇気が必要なことなのです。

精神科医の松本俊彦先生は「自分のつらい気持ちを打ち明けることは、『清水の舞台から飛び降りるほどの勇気』が必要なことである」と言っています。

また、私のクリニックに来られたある方は、休職を打診したときにこうおっしゃっていました。

「ずっと気持ちを奮い立たせてきたから、いったん休んでしまうと切れてしまって、二度と今までのように頑張れないいんじゃないかと不安なんです」

また、実際に休みに入っても、「働いていない」罪悪感から落ち着けなかったり、「役に立てていない」自分が許せずに、何か資格の勉強を取ろうとしたり、自分への怒りをつのらせて疲弊してしまう人も少なくありません。

「休みをきっかけに何かを変えないといけない気がする。このまま仕事に戻っても、また元通りになって、何度でも繰り返してしまう気がして、それが一番怖いんです」という不安を訴えた方もいました。

休むための環境を確保することは、甚大《じんだい》な心理的コストを必要とする技術なのです。

この困難さに大きく関連する要因として「過剰適応」という概念があります。

これは、休むことにまつわる罪悪感とも大きく関わってきます。

周りに配慮しすぎの状態
「過剰適応」について

過剰適応とは、周りの環境に配慮し、他者に調和することを重視しすぎて常に気を張っている状態で、精神的にとても消耗しやすいのです。

端的にいえば、「自らのニーズよりも、他者のニーズを満たすことを重視しすぎて疲弊していること」です。

「他者のニーズを満たす」というのは、親や教師、パートナー、友人、上司、部下など、周りの人や所属している組織、社会などから「こうしてほしい」と求められたこと、「このように生き、行動することが正解だ」とされていることを受け入れ、実行することです。

一方で、自分のニーズを満たすというのは、「これをしたい」「このように生き、行動したい」といった、自分の中にある欲求を知り、実行することです。

私たちは、他者や社会と関わらずに生きていくことはできません。

社会的な関わりが欠如すると、不安は増し、心身の健康は失われます。

また、社会的に排除され、自ら望まない孤独に苛《さいな》まれることは、人間の生命にとって破壊的なダメージを与えます。

共同体的なライフスタイルがどんどん解体に向かう現代において、孤独とは人類にとって立ち向かうべきもっとも大きな「敵」の一つかもしれません。

孤独を避けるという目的ではなくても、私たちが「社会の中で、より良い自分でいたい」という願いを持つことは自然なことです。


ですから、社会で他者と共生している以上、ある程度他者のニーズを満たすことは必要不可欠なことだといえるでしょう。

まわりの人たちが求めていることを察知し、応えていくことで対外的な評価は高まりますし、人間関係における摩擦《まさつ》が生じるのを軽減し、安全を高めてくれます。

誰かの役に立てることは、人生の生きがいや豊かさの源泉になりうるものです。

他者への遠慮や罪悪感で、休みをとれない人は少なくない

ただ、残念なことに、社会は私たちにとって必ずしも安全・安心な場所であるとは限りません。

守られるべき自分の領域を侵害（ラインオーバー）され、他者のニーズによって一方的に振り回されること、傷つけられること、理不尽な要求をされることがしばしばあります。

あるいは逆に、他者への貢献に依存するかのように、自らの責任範囲を超えてまで他者の役に立とうとする人も決して少なくありません。

そのような人にとって、自らのために「休むこと」は困難を極めることでしょう。

たとえば、みなさんの中に、次のような経験をしたことのある人はいませんか？

「周りの人からの期待に応えなければという気持ちが強く、自分の限界を超えて頑

張ってしまうことがしばしばある」
「本当は休みをとりたいけれど、同僚の目が気になって休みがとりづらい」
「評価が下がるかもしれないといった不安や休むことに対する罪悪感があって、せっかく休みをとっても気持ちが落ち着かない」
「休みの日も、つい仕事のことを考えてしまう。あるいは、疲れていても、家族サービスをしなければと思ったり、友人からの誘いに応じたりしてしまう」

平日は主に仕事で、会社や同僚、取引先といった他者のニーズに応え、休日は家族や恋人、友人といった他者のニーズに応える。

そのような状態が続いているせいで、自分のニーズに応え、自分の心と身体の疲れを回復させるために時間を使うことができない。

こうした状態がまさに「過剰適応」です。

たとえるなら、砂漠にいて脱水しかけているのに、自分の分の飲み水を一切口にせずに他人にばかりあげているようなものです。

そのような状態が続けば、人は必ず心身の調子を崩すようにできているのです。

04

周りに配慮しすぎる「過剰適応」が続くと、人の心は麻痺していく

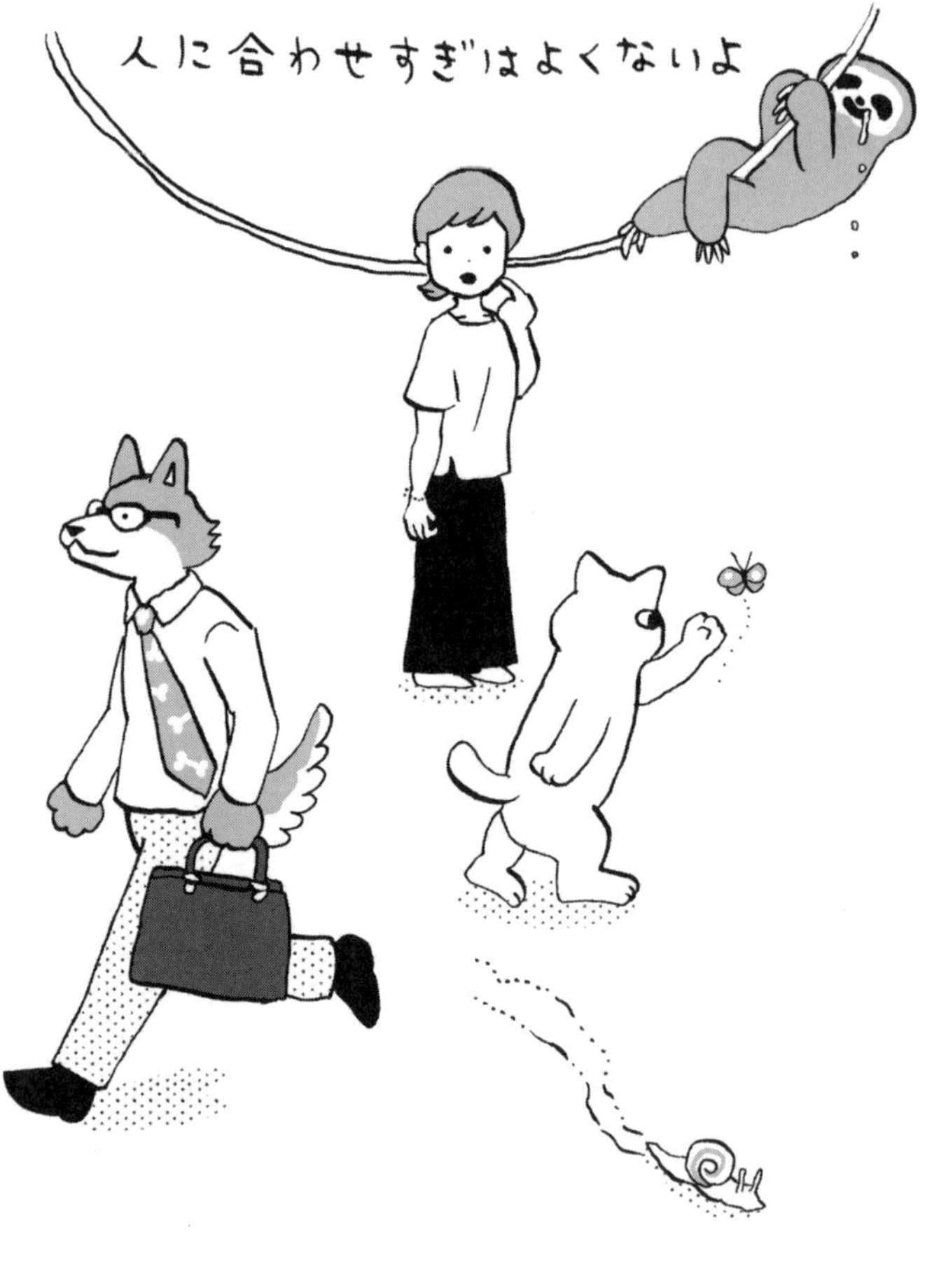

真面目な人ほど他者のニーズを優先させ、自分を責めやすい

私のクリニックに相談に来られる方の中には、休むという選択をとることができず、限界に達するまで心身の疲れをためてしまった人もたくさんいました。

「あまりに忙しくて、とても休める状態じゃなかった」
「上司に、休むことを認めてもらえなかった」
「職場の雰囲気的に、休みをとりづらかった」

といった理由で休みをとれなかったというケースももちろんありましたが、それ以上に多かったのが、

「他者から期待されている」という思い

「自分がやらなければならない」という思い
「働いていない自分はダメだ」「人の役に立っていない自分はダメだ」という思い

など、「休みをとる自分を責めたり否定したりする気持ち」があるために、休むことができなかったというケースです。

特に真面目な人ほど、他者のニーズを満たすことを優先させ、自分のケアを後回しにする傾向があります。

それどころか、そもそも自分のニーズに目を向けることすらしない人も少なくありません。

そもそも労働とは、基本的に他人のニーズに応えることで価値を提供し、その対価としてお金をいただく、ということです。

与えられた社会的な役割を果たしていれば、居場所を得たり、生活を維持することはできます。

しかし、そればかりだと、次第に「自分のニーズ」というものがわからなくなってきます。

「職場」というのは、人間関係にまつわる情報がとりわけ多い場所で、自分に合わないことや傷つくこと（デイリーハッスルズ）があっても、すべてに対処できませんし、そんな時間もなかなかとれません。

人は、傷つきの多い環境にいると感情が動かなくなる

職場だけではありませんが、そのように傷つきの多い環境にいるとき、人はどうなっていくでしょうか。

次第に感情が動かなくなり、生活に生き生きとした現実味がなくなっていきます。あたかも脳に麻酔をかけるように、あらゆる痛みに鈍感になっていくのです。

これは生物が古来より身につけている、逆境に適応するために苦痛をやり過ごしていくための術《すべ》で、このような適応を「解離」といいます。

実際に、脳の機能の一部が低下し、「私がいま、ここにいる」という感覚がぼや

け、心が麻痺し、自分と世界の間にうすく膜を張ったような感じになります。

こうなると、どれだけブラックな環境であっても、「つらい」と思わずに日々をやりすごすことができるのです。

これは、生き延びるために生物が培ってきた非常にパワフルな生存戦略で、多かれ少なかれ、私たちはこの「解離」を駆使しながら日々を過ごしています。

解離について知ることは、ストレスや休むことを深く理解するために不可欠ですので後ほど詳しく述べますが、これも過剰適応の一つの表現型といっていいでしょう。

このようなモードに入ると、何が自分に負荷をかけているのかはっきりと把握できなくなり、延々と体力・気力を削《そ》がれ続け、しかもそこから離れようという強い意思を発揮することも難しくなります。

まさに「生ける屍《しかばね》」のような状態になってしまうのです。

こうなると、もはや独力での解決はとても困難になります。

仮に休みがとれたとしても、そこに応えるべき「他者のニーズ」があるうちは、それを満たすのに手いっぱいになってしまいます。

たとえば、休職して実家に帰ったとしても、実家で親から「ああしろこうしろ」と要求を突きつけられてしまい、それに応えることに終始してしまうような環境であれば、休めていることになりません。

ですから、そうなる前に、まずは他人が自分に向ける「要求」からしっかり離れる必要があります。

人は、あらゆる他者のニーズから一定の距離をおいてはじめて、「自分のニーズ」に関心を向けることができるようになります。

そして、当然のことですが、自分のニーズがわからなければ、いつまでたっても自分のニーズと他人のニーズのバランスをとれるようにはなれません。

自らが「過剰適応」にならないですむ環境を確保することは、正しく休むために非常に重要な要素なのです。

一度、他人のニーズに応えたいという気持ちから離れてほしい

私はしばしば、心身の疲れが限界にまで達している人に、休職も含めた長期休暇が必要であることをお伝えするのですが、多くの方は長期休暇をとったり休職したりすることに対しても、恐怖感や抵抗感、罪悪感を持たれています。

それも当然のことです。

先に述べたように「期待に応えなければという思い」や「人の役に立たなければという思い」に加え、「レールから降りることの恐怖」があるからです。

みなと同じように働いていること、与えられた役割をちゃんと果たしていることは「普通」のことであり、「普通」から逸脱しないでいられることが「安心」であり、それを守ることが「王道」の生き方であると信じている人はとても多いです。

ですから、そこから降りてしまうことには、ものすごく大きな恐怖が伴います。もう二度と戻れないのではないか、社会に不適合であるというレッテルを貼られてしまうのではないか、という不安がわくのです。

ある方は、休職をすることの苦しさを、「明確な目標やノルマもない、まったくの未経験の分野への部署異動」にたとえていました。

身の置き所がない感じや疎外感。

先が見えない感じや、朝起きたときに、のどのあたりが固くつまり、胸のあたりがもやもやとして苦しい感じ。

そうした不快感があると、人はどうするでしょうか。

休みが必要なのに、強迫的に何かをしようとしてしまいます。

その代表例が、「誰かの役に立とうとすること」です。

そのため、休暇・休職中も仕事のことを考えたり、資格取得のための勉強を始めたりする人が少なくありません。

どうしても「他者のニーズに応えること」から離れられない。
それが「安心を得るため」の方法だからです。

でも、それをしている限り、自分のニーズを見つけることは難しいでしょう。
私たちが、いつまでも社会と関わりながら、前向きに健康に生きていくためには、ときには他者のニーズに応えすぎるのをやめ、自分のニーズを満たすことに時間やエネルギーを使う必要があります。

それができて初めて、私たちは本当の意味で心身を休め、疲れや心の傷を癒すことができるからです。

休職を長引かせてしまう「自分への怒り」

また、仕事をしていない時間が確保できているのに、「働けていない自分が許せない」と、怒りや恥の感覚を持ってしまう方も少なくありません。

タスクをこなさずに休んでいることによって、枯渇したエネルギーは少しずつ回復しているのに、その回復分を「自分への怒り」で使い果たしてしまうのです。

せっかく怖い上司や嫌な仕事などのストレッサー（敵）から離れていても、「こんな自分が許せない」と、自分があらたな「敵」になってしまいます。

そして、なけなしの抗ストレスホルモンを稼働させ、再び身体はストレス状態に入ってしまいます。

「動けない」ということは、「動きたくない」という身体のニーズがあるということなのですから、「動くべきではない」のです。

しかし、頭では「動くべきだ」「動かなければだめになってしまう」と思い込んでしまっているため、身体が本当に必要としていることを体現させてあげることができません。

こうした、休んでいる最中の「自分への怒り」まで含めたすべてが、休むことを困難にしている「一連の症状」であると言っても過言ではありません。

このような悪循環の構造に、まず気づいてあげることが重要です。

05

「心と身体の疲れ」が取れると想像以上に前向きになれる

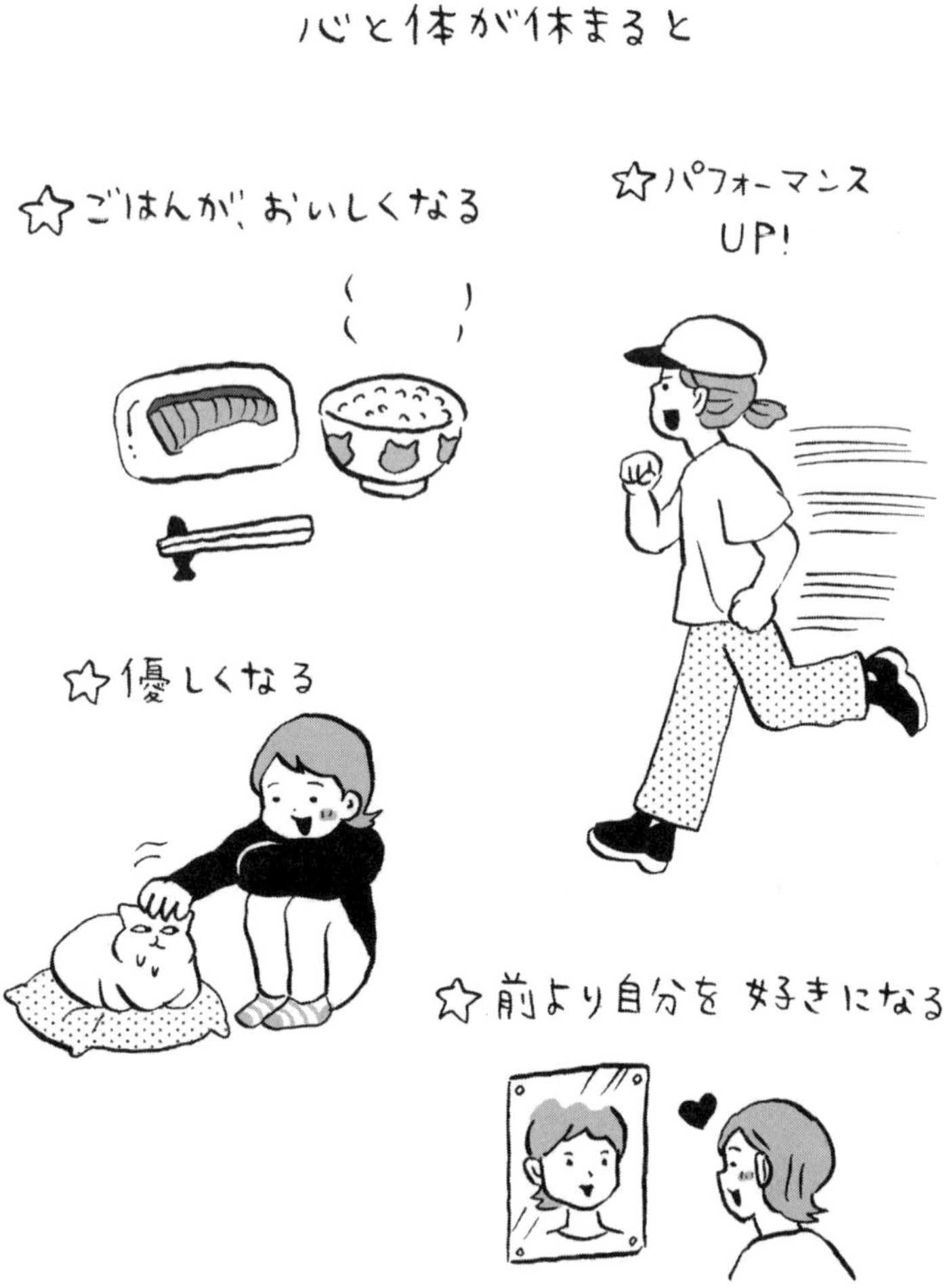
心と体が休まると
☆ごはんが、おいしくなる
☆パフォーマンス UP!
☆優しくなる
☆前より自分を 好きになる

本当の休みのキーワードは、「安全」と「安心」

「自分のニーズを満たす」という視点の欠如《けつじょ》は、「正しい休養行動を取る」ことの難しさにも直結しています。

「休み自体をとることができない」という人もいますが、「休みはとったものの、気持ちが落ち着かず、ちゃんと休むことができなかった」という人も多いのです。

では、「本当の休みをとる」とはどういうことなのか。

詳しいことは後でお伝えしますが、結論からいうと、私は、

「自らの『身体のニーズ』を把握し、それに応えることで自分自身とのつながりを取り戻し、心身が安全・安心を感じられる状態にすること」

だと考えています。
それができれば、本当に「癒やし」につながる休みを得ることができます。

身体のニーズに応えるとは、自分の身体がいまどのような状態にあるのかを把握したうえで、「頭ではなく、身体が求めていること」を満たしてあげるということです。

そのような時間の使い方ができて初めて、人はしっかりと疲れやストレスを癒やし、元気に生きるためのエネルギーを蓄えることができるのです。

もちろん、一人ひとり、安全・安心を感じられる状態は違いますが、多くの人に共通する「本当の休み方」はあると考えています。

しっかり休み、心身が回復すると、

・いきいきとした表情になる

・人生の充実度が上がる
・「こうあるべき」という強迫的な思考と距離がとれるようになる
・心身のコンディションが安定し、継続的なパフォーマンスが発揮できるようになる

といういい効果があらわれますし、「優しくなった」「ごはんがおいしくなった」「旅に出ることが増えた」「前よりも自分のことを好きになった」という人もいます。

それをつかんでいくために、次章以降、「ストレスと自律神経」の関係について、そして神経レベルでの「安全・安心」について、もう少し詳しくお話ししたいと思います。

「安全・安心って何？　関係あるの？」と思われる方もいるかもしれませんが、ぜひその疑問はそのままにして、おつきあいいただければ幸いです。

心と体を回復させる

PART 2

restore the mind and body

あなたの心と身体を癒やすカギは「自然なゆらぎ」と「自律神経」にある

06 心も神経も「自然にゆらいでいる」ぐらいがちょうどいい

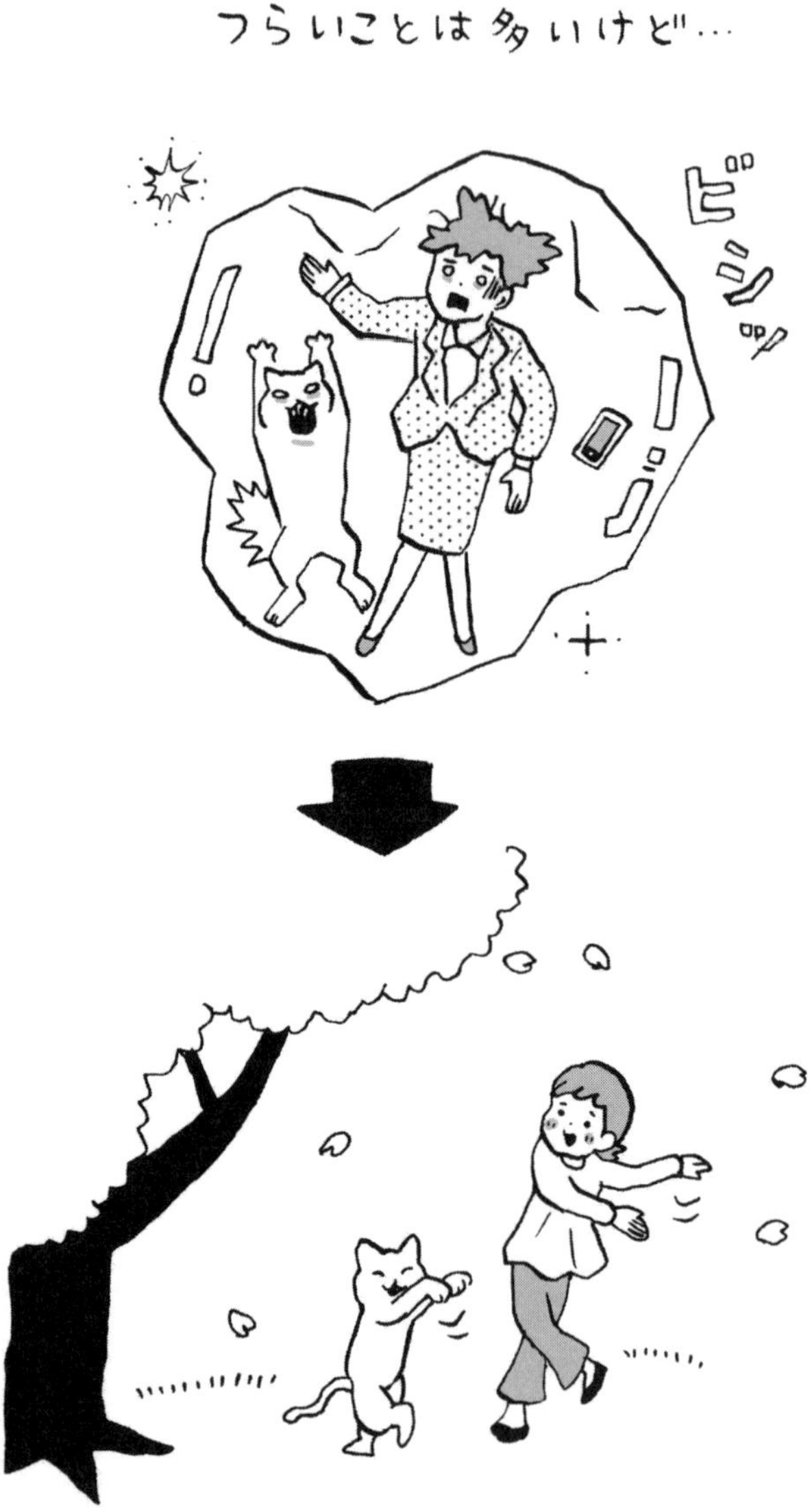

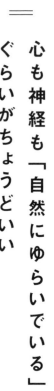

健全なものは常に「ゆらぎ」がある

最近では、スマホアプリやウェアラブルデバイスでストレスを測定することができますが、あれは、何を測っているかご存知でしょうか？

もちろん、心拍数や呼吸なども測っているのですが、それだけではありません。

答えは「ゆらぎ」です。

もっと言えば、自律神経の働きを反映する心拍のゆらぎなどをみているのです。

なぜそれがストレスの指標になるのかは後で詳しくお話ししますが、ここで一度、ストレスをとらえ直すために、「そもそも『健全な状態』とは何か」という話を先にしたいと思います。

結論からいうと、自然で健全なものには、ゆらぎがあります。

安定とは、状態が固定していることではありません。

剛直《ごうちょく》なものは大きな衝撃を受けると折れたり崩れてしまいやすいですよね。周りの変化に合わせ、適度なゆらぎをもってしなやかに自らの状態を変え、一定の振れ幅の中で行ったり来たりを繰り返すことこそが、より健康的で自然な状態なのです。

そもそも、物質を構成する原子は、原子核とその周りを揺れ動く電子によって成り立っています。

すべての物質は、ミクロレベルで常に揺れ動いていて、その挙動の違いによって、その原子の性質が成り立っているのです。

さらに、すべての物質の最小単位である素粒子《そりゅうし》は、実はミクロの「ひも」でできており、そのひもの揺れ方の違いによって別々の種類として成立しているのではないかという仮説（超弦理論）が、とても有力になってきています。

この仮説によれば、万物の本質こそがゆらぎであり、世界はゆらぎによってできていると言っても過言ではないのです。

そして、人間の活動には周期的なゆらぎがあります。

もっとも有名なのは、睡眠と覚醒を24時間ごとに繰り返す「サーカディアンリズム」ですが、90分の睡眠サイクルや、月経などの1か月のサイクルなどもあります。

人間がこのようにさまざまなリズムをもつ理由は、私たちを取り巻く環境が周期的に変動しているからです。

そうした環境の変化を予測して、最適化するために調整をかけているのです。

健康な人は、心臓の鼓動もゆらいでいる

生体のゆらぎの中でもとりわけ注目されているのが「心拍変動（ＨＲＶ）」です。

心臓の拍動は規則正しいリズムで動いていますが、もっと細かくミリ秒単位で見ていくと、１拍ごとに微妙に揺れ動いています。

そして、心身ともに健康であるほどＨＲＶが高くなるといわれています。

ストレスがかかったり、うつっぽかったりすると、HRVが低下することが知られており、逆に高いと、自己コントロール能力や集中力、ストレス耐性に好影響があると考えられています。

HRVはあらゆる健康や幸福増進の予測因子として活用が試みられており、その働きの大部分は迷走神経が司っています。

迷走神経とは、延髄《えんずい》から出ている感覚神経・運動神経の一つであり、自律神経における「リラックス担当」である副交感神経の80％以上を占めるといわれています。

さらに健康の証として注目されるゆらぎは「呼吸性洞性不整脈（RSA）」です。不整脈と聞くと身構えるかもしれませんが、健常な人では、息を吸うと脈が少し早くなり、息を吐くと脈がゆっくりになるのです。

この呼吸に合わせて脈の速さがゆらぐ現象が、若く健康なほど大きく、老化や病気によって小さくなることが明らかになり、心と身体の健康の指標になっています。

RSAはHRVよりもより純粋に迷走神経の働きを反映するといわれています。

こうした健康的なゆらぎに、「迷走神経」が深く関わっているのです。

ストレスなどによって、生体における健全なゆらぎが失われてしまっている状態こそ、「アンヘルシーな状態」であるといっていいでしょう。

たとえば、仕事が忙しくて、疲れて家に帰ってきたとします。

ほっとしたいのに、隣の部屋の騒音がうるさくて、ずっとイライラしていて眠れなかったりすると、休息モードに入るべきなのに、心拍数は上がりっぱなしです。

眠れないので睡眠↓覚醒のサイクルも乱れてしまいます。

夜なのにゆったりできず心拍が落ち着かないとか、睡眠サイクルが崩れるというのは、健全なゆらぎ、自然なリズムが崩されている状態です。

このリズムを保持するのに「自律神経」が深く関わっています。

ストレスとは「ストレッサー」と、人や動物の心身に生じる「ゆがみ」の相互作用のこと

次に、ストレスと自律神経がどう関係するかについて、お話ししましょう。

ストレスについてさらに詳しく知っていただくため、PART1でお伝えした「ストレス」の話を、もう少し深めさせてください。

そもそも「ストレス」というのは、もともと物理学の用語でした。

「ストレス学の祖」といわれる生理学者ハンス・セリエは、物体に力が加えられたときにゆがみが生じるのと同じ現象が、人や動物にも起こることを発見しました。

セリエによると、ストレスとは「ストレス刺激」(ストレッサー)と、それを受けて人や動物の心身に生じる「ゆがみ」(ストレス反応)の相互作用のことを指します。

たとえば、「大変な仕事」「不快な出来事」「苦手な人」「大切な存在との別れ」

などは、いずれもストレッサーであり、ストレスについて考える際には、ストレッサーによる刺激を受けて（ストレスがかかって）、私たちの心身に生じるさまざまな反応にも目を向ける必要があります。

ストレス反応には、

- 「イライラする」「落ち込む」「元気がなくなる」など心理面のもの
- 「飲酒や喫煙が増える」「ミスが増える」「部屋が散らかる」など行動面のもの
- 「眠れなくなる」「胃腸の調子が悪くなる」「頭が痛くなる」など身体面のもの

などがありますが、ストレッサーによって持続的なストレスが与えられると、時間がたつにつれて、ストレス反応のあらわれ方は図のように変化していくと考えられています。

最初に訪れる警告反応期は、ストレッサーに対し体が緊急反応する時期であり、ショックに抵抗する前の「ショック相」と、生体防衛反応（ストレスから体を守るための反応）があらわれる「抗ショック相」に分かれます。

「仕事でミスをする」「上司に激しく叱られる」など、ショックな出来事が起こると、まず数分～1日くらい、体温・血圧・血糖値の低下、筋緊張の低下などが見られます（ショック相）。

いわゆる「一瞬、血の気が引く」状態です。

しかし、やがて「抗ストレスホルモン」と呼ばれるアドレナリンやコルチ

ストレス反応の3相期の変化

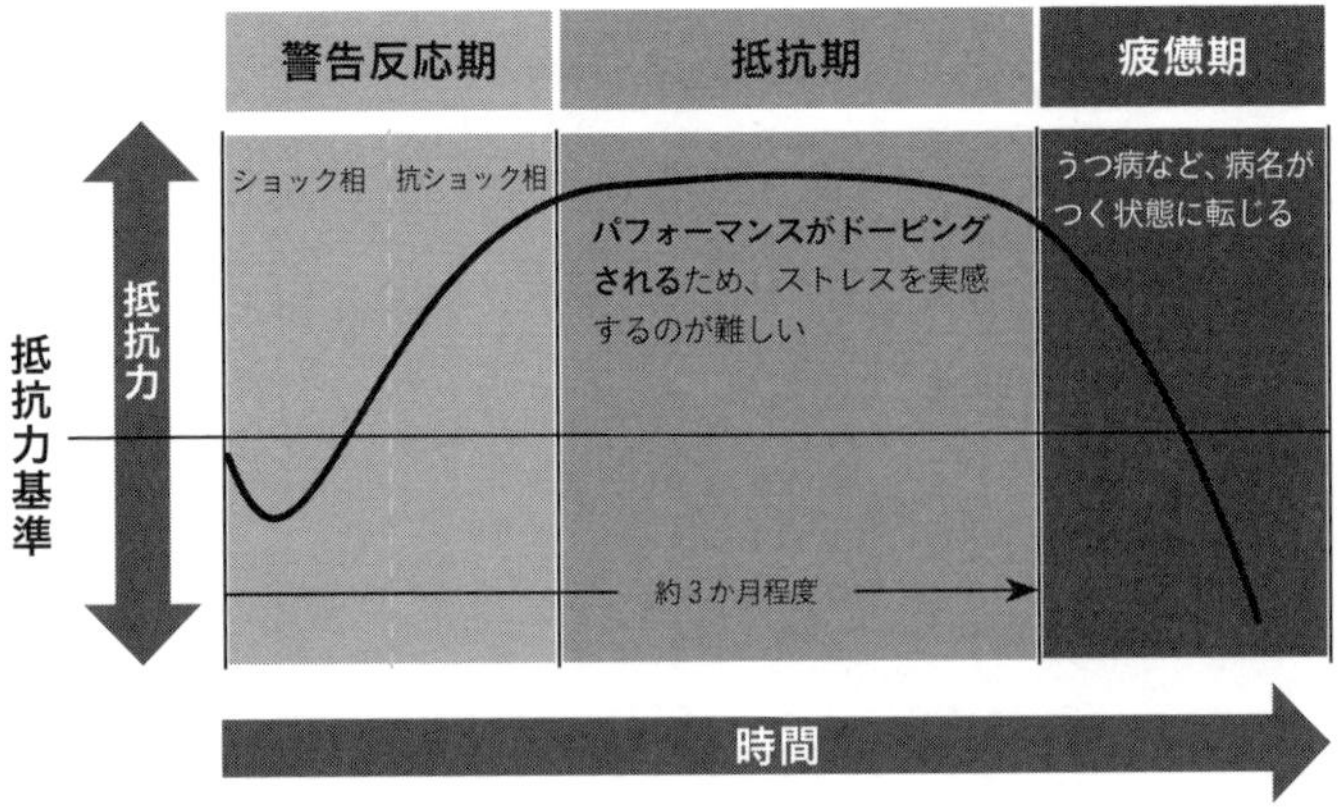

ゾールなどが分泌され、心拍数を高める、血圧や血糖値を上げる、といったことによって心身を活性化させ、ストレスを受けている状態に対抗しようとします（抗ショック相）。

ここに、ストレッサーによる刺激が続くと、やがて抵抗期が訪れます。

抵抗期の間は、ストレッサーと抵抗力が一定のバランスをとっているのですが、3か月ほどたってエネルギーが消耗し、抵抗力が落ちて疲憊《ひはい》期に入ると、今度は体温・血圧・血糖値の低下、筋緊張の低下など、ショック相に似た反応が起こり、副腎皮質の機能が低下し、うつ病など、病名がつく状態になったりします。

「我慢して生きるほど人生は長くない」なんて言葉をどこかで聞いたことがありますが、ストレス環境下で合わないことをずっとやり続けて我慢できるのは、生理学的にはせいぜい3か月くらい、ということなのですね。

多くの人は、高ストレス状態のまま働き続けている

この中で特に問題なのは、抵抗期です。

抵抗ストレスホルモンが分泌され頭や体が活性化すると、一時的にパフォーマンスが上がります。

いわゆる「火事場の馬鹿力」ですが、一方で、徐々に内臓などに血液やエネルギーが回らなくなり、胃腸の調子が悪くなったり、「ちょっと寝つけない」「途中で起きてしまう」といった睡眠などの症状が少しずつ出たりするようになります。

ところが、パフォーマンスは下がっていないため、ストレス状況下にあるということに気づくことができません。

ストレスがかかっているのに、体がうまく抵抗しているうちはストレス反応を自覚できないのです。

「ストレス環境下において、人はストレス反応を自覚できない」。

ここがストレスマネジメントのもっとも難しいところなのです。

頭では「調子がいい」「ストレスなどかかっていない」「大丈夫だ」と思っているため、エネルギーが消耗して疲憊期に入り、医師に相談せざるをえないほど身体の症状がひどくなるまで、これらがストレスに対する体の防衛反応だということに気づかない人は少なくありません。

つまり、頭と身体が乖離《かいり》しており、心や身体の声が聴けていないのです。


これが、セリエの提唱した「古典的ストレス理論」のあらましです。

ストレス環境下において、「心拍数を高める、血圧や血糖値を上げる」といった方法で心身を活性化することで対抗する、というプロセスですね。

活性化とは、テンションを上げて苦難に対抗しようとする、いわゆる「アッパー系」の反応が主体で語られています。

ただし、活性化するためのホルモンなどが枯渇してしまったら、ダウンしてしまう、という流れであることを確認しておきましょう。

本当の休みをとることで、適度なストレス状態を保つことができる

「ストレス」というと、どうしてもネガティブなことをイメージしがちですが、結婚や妊娠、昇進、収入の増加など、ポジティブな環境変化であっても、生活に変化を生み出すものはストレッサーになりえる（ライフイベント・ストレス）と、PART1でお伝えしました。

また、「あまりにも平穏で、変化がない」「毎日、何の工夫も必要なく、苦労もない仕事ばかりやっている」などのストレスが少なすぎる状態を「アンダーストレス」と言い、こうした状態も心身に悪影響を与え、生産性が下がりますし、満足感や幸福感、達成感などを得ることが難しくなります。

セリエは「ストレスは『人生のスパイス』である」と言っていますが、人は適度なストレスがあるときに、もっともパフォーマンスを発揮することができるのです。

では、どうすれば適度なストレス状態を保つことができるのか。

そのために重要なのが、自律神経のバランスを良好に保つことです。

そして、自分に合った本当の休みをとることこそが、自律神経のバランスを良好に保つことにつながります。


普段から適切な休みをとり、自律神経のバランスを良好に保つ。

あるいは、心や身体の声を聴き、自分に過剰なストレスがかかっていると感じたら、やはり適切な休みをとり、自律神経のバランスを整える。


それができれば、適度なストレス状態を保ち、心身の健康を維持しつつ、高いパフォーマンスを発揮することができるはずです。

ただ、自律神経のバランスを良好に保つためには、自律神経がどのようなものであるかをきちんと知る必要があります。

次項では自律神経について、近年話題になっている新しい理論を踏まえてお話ししたいと思います。

07

セリエの唱えた「古典的なストレス理論」では説明しきれないストレス反応がある

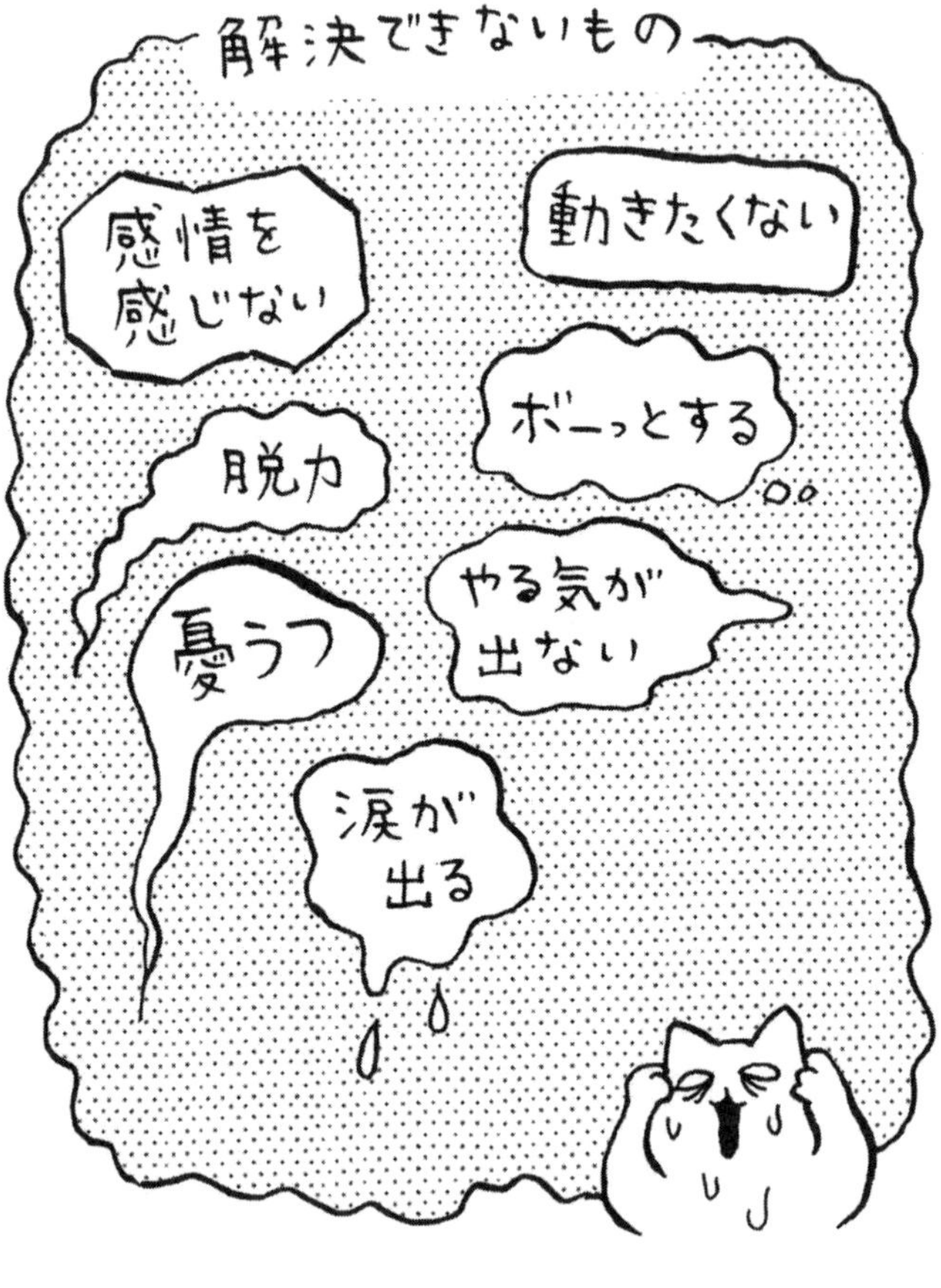
解決できないもの
感情を感じない
動きたくない
ボーっとする
脱力
やる気が出ない
憂うつ
涙が出る

私たちの生命を維持している自律神経

自律神経は、意思とは関係なく働いている神経です。

基本的には「交感神経」と「副交感神経」によって成り立っており、両者がシーソーのようにバランスをとることによって、生命を維持するのに必要な心臓や胃腸をはじめとする内臓の働き、体温、代謝などが調整されています。

私たちが特に意識していなくても、自然に呼吸をしたり、食べたものが消化されたりするのも、自律神経がコントロールしてくれているおかげです。

なお、交感神経は車のアクセルに相当し、副交感神経はブレーキに相当するといわれています。

交感神経が優位になると、体内にアドレナリンなどの神経伝達物質が分泌され、皮膚や粘膜などの血管が収縮し、筋肉や神経が緊張し、血圧や血糖値、心拍数、呼吸数、体温などが上がり、消化機能が低下します。

つまり、心身が緊張し、活動に適した状態、「バトルモード」になるのです。逆に、副交感神経が優位になると、心身がリラックスして、睡眠や休息に適した状態、「休息モード」になります。

そして身体は環境の変化に合わせ、この2つのモードを自律的に調整しています。

人間は昼行性《ちゅうこう》であり、明るいところでなければ活動できません。そのため、日が昇ると交感神経優位のバトルモードになって活動し、日が沈むとともに副交感神経優位の休息モードになって休むことで、エネルギー効率を最大化してきました。

また、天敵に襲われるなどの危機に直面すると、交感神経が優位になり、身体は強制的にバトルモードになります。

「闘争する」「逃走する」といった対処をとれるよう、抗ストレスホルモンのアドレナリンやコルチゾールなどが分泌され、消化機能などの働きが抑えられ、脳や心臓、肺、筋肉に多くの血液や酸素などが送られるのです。

緊張したり焦ったり不安を覚えたりすると、食欲がなくなる、呼吸が速くなる、心臓がドキドキする、体が熱くなるといった反応があらわれるのは、そのためです。

人間は昔から、そのようにして周囲の環境に合わせ、危険を感知し、自動的に体のモードを切り替えることで生き延びてきたのです。


さて、セリエが提唱したストレス反応は、交感神経が主体で起こるとされています。


この仕組みは基本的に「短期決戦用」です。

なぜなら、古代の危機は短期的だったからです。

天敵に襲われたとき、闘ってやっつけられたとしても、うまく逃げおおせたとしても、もしくは攻撃を受けて死に至ったとしても、どれもストレスがかかっている時間は一瞬です。


しかし、現代のストレスは様相が異なります。

時代が進み、照明によって夜間でも生活ができるようになりました。

もはや、人類が恐竜をはじめとする猛獣に襲われるといった危機の心配は、ほとんどありません。

その代わり、仕事や人間関係でのトラブルといった、「ずっと続く危機」が増えてきました。

嫌な上司、嫌な仕事は、時間がたってもすぐにはなくなりません。

そして、生活を維持しなくてはいけませんから、嫌な上司と戦って撃退することも、すべての仕事を放り出して逃げることも難しくなっています。

夜、寝る時間になっても、嫌な人から言われた言葉が頭から離れなかったり、仕事のことが気になってしまったりする。

いつまでたっても「危機」が消えないのです。

こうした環境の変化により、身体が交感神経優位の状態（バトルモード）になることが多くなり、うまく副交感神経優位の状態（休息モード）に切り替わることができなくなって、さまざまな心身の不具合が生じるようになる。

つまり、交感神経と副交感神経の健全なゆらぎが失われ、身体が交感神経側に入ったまま戻ってこられなくなったことこそが、現代人のストレス、慢性的な疲れの主な原因である。

よって、ストレスや疲れを取るには、副交感神経を優位にし、心身をリラックスさせるような休み方をする必要がある。

これまで、現代人とストレス、そして自律神経については、このようにいわれてきました。

おそらくみなさんの中にも、ストレスがたまったら、「深呼吸をする」「眠る前にゆっくり湯船につかる」「ゆったりした音楽を聴く」など、副交感神経を優位にするようなことをしたほうがいいと思っている人がいらっしゃるのではないでしょうか。

こうした説明だと、交感神経＝ストレスで「悪いもの」、副交感神経がリラックスで「良いもの」という扱いをされがちです。

しかし、話はそんなに単純ではありません。

交感神経だけでは説明できない反応

近年、セリエのストレス理論や、交感神経と副交感神経の二元論では説明がつかないケースが増えてきているように思います。

たとえば、「適応障害・抑うつ状態」という診断で、会社の産業医から休職をするように言われたAさんは、2〜3か月の休養と通院によって、意欲や集中力が回復してきました。

食事も十分に取れていて、集中力も回復し、余暇としてのゲームやスポーツを友人と楽しめる状態になったのです。

復帰に十分な回復をしたと判断し、主治医は復職の許可を出しました。

しかし、復職の直前のタイミングになって急に意欲や集中力が低下し、朝の頭痛やだるさが続いて起きられなくなってしまいました。

無気力な状態やぼんやりした感じが続き、特に気圧が低くなると、ずきずきと頭が痛くなるとともに気分が悪くなり、身体の重さと気分の落ち込みが増して、寝ても寝ても眠気が取れずにずっとだるさを抱えてしまいます。

疲労感が抜けず、抗うつ薬もあまり効果がみられません。

別のBさんは、仕事で詰められすぎて、明らかに無感情・無気力になっているのに、「生ける屍」のように服従的に働き続けていました。

明らかに体調が悪そうなのに、「つらいとかはあまり感じないので、大丈夫です」といって、産業医の休職勧告にも応じずにずっと働いていたのです。

エンジニアのCさんは、会社で強い口調の上司に幾度となく詰められていました。「なぜ?」「根拠は?」と執拗《しつよう》に聞かれても、頭が真っ白になって答えられず、反論もできなかったのです。

もともと優秀なコーディングの能力を持っていましたが、頭がどんどん働かなくなり、その上司が同じ部屋にいるだけで固まったようになり、パフォーマンスをまったく発揮できず、出社ができなくなってしまいました。

これらのケースでは、ストレッサーに対する交感神経のバトルモードが機能せず、凍りついてしまうようなストレス反応が目立ちます。

セリエのモデルのように、まずは交感神経が働いて「抵抗期」に入り、それが枯渇して「疲憊期」に入る、という形ではなく、あたかも交感神経のプロセスをそのまますっ飛ばして、いきなり疲憊期のぐったりとした、固まる・引きこもるような反応に入ってしまっているような人が決して珍しくありません。

こうした「凍りつき反応」というべきものには、迷走神経が深く関わっていることが明らかになっています。

ちなみに、みなさんは「血管迷走神経反射」という現象をご存じでしょうか？

これは、緊張やストレスなどが原因で迷走神経が緊張し、血圧の低下や脈拍の減少などが起こって、顔面蒼白《そうはく》になったり吐き気を催したり失神したりすることです。

コロナワクチン接種後に、この症状を訴える人がいたことで話題になりました。

血管迷走神経反射が発症するきっかけには、自律神経の反射が関係しています。

また、迷走神経は、自律神経の中核をなす神経であり、副交感神経のおよそ8割を占めています。

さて、これまでお伝えしたように、これまで自律神経については、

・交感神経＝心身を活動的にさせる＝車のアクセルのようなもの
・副交感神経＝心身をリラックスさせる＝車のブレーキのようなもの

と考えられてきました。

しかし、副交感神経（迷走神経）が優位になることで、リラックスだけではなく、ときに凍りつきが起こったり、血圧低下や失神が起こったりするのは、いったいなぜなのでしょうか。

ここに疑問を持ったのが、心臓の生理学者スティーブン・ポージェスです。

そして、彼が提唱した理論が、これまで交感神経を中心に語られていたストレスの概念に、新たな視点を与えるものになっているのです。

08

ポージェス博士が発見した、新しいストレス理論

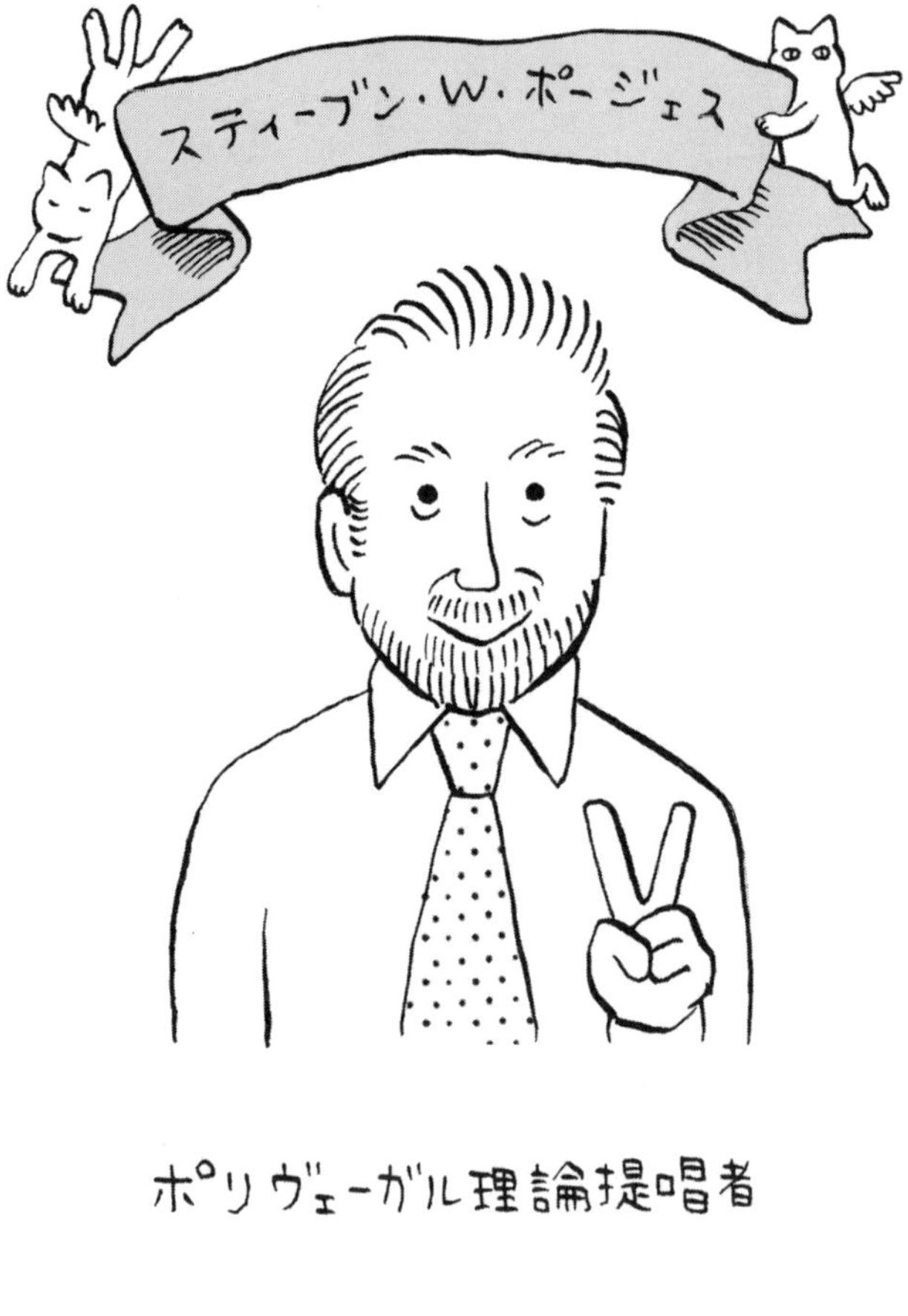
スティーブン・W・ポージェス
ポリヴェーガル理論提唱者

副交感神経は、実は2つに分かれる

ポージェスは、脊椎動物の自律神経に関するありとあらゆる文献を調べた結果、副交感神経の8割を占める迷走神経に、「背側迷走神経」と「腹側迷走神経」という、まったく働きの異なる2種類が存在することを明らかにしました。

長らく、自律神経については、「交感神経優位の状態」と「副交感神経優位の状態」の2つのモードがあると考えられてきましたが、ポージェスの発見により、「自律神経のモードは3段階に分かれるのではないか」という説が生まれたのです。

ポージェスはこの説を「ポリヴェーガル理論」と名付けました。

ポリヴェーガル（polyvagal）とは、poly（多くの）とvagal（迷走神経）を組み合わせたポージェスの造語で、日本語では「多重迷走神経」などと訳されます。

なお、迷走神経とは、脳幹（その中でも延髄）から出ている脳神経の一種です。この神経は、私たちの呼吸や心拍、消化など、生命を維持するために不可欠な機能を調整する、とても大事な役割を担っています。

「腹側」「背側」という言葉から、みなさんはお腹や背中に延びている神経をイメージするかもしれませんが、実際には神経の起点となる神経核が脳幹のお腹側にあるほうが腹側迷走神経、脳幹の背中側にあるほうが背側迷走神経と呼ばれています。

ストレス反応にも二通りの方向性がある

実は、ポージェス以前にも、交感神経系の反応とは質的に異なるストレス反応があることは指摘されていました。

たとえば、（「トラウマ」といっていいレベルの）極大なストレス刺激を受けたとき、「死んだふり」のような脱力反応が起こることや、強制収容所のような逃げられないストレス環境に閉じ込められた人が、無抵抗・無感情になっていくことが知られていたのです。

　ポリヴェーガル理論は、そのような、交感神経的な防衛とは別ベクトルの反応に、ある程度の神経学的な根拠を与えました。

「ストレス反応には大きく、二通りの方向性がある」ということは、言ってよさそうです。

　一つは、ストレスがかかったときに、心臓の鼓動や呼吸が速くなり、血圧が上がり、不安やイライラ、焦りを感じたり、胸がドキドキ、ざわざわしたり、息が浅く速くなったり、「寝つけない」「途中で起きてしまう」といった睡眠の問題が発生したりする反応です。

　これらは交感神経の働きによって起こるものであり、迫りくる危機に対して、闘ったり（Ｆｉｇｈｔ）、逃げたり（Ｆｌｉｇｈｔ）することで事態を解決しようとする、いわば「ハイテンション」な反応です。

　これを「アッパー系ストレス反応」（炎のモード）と呼ぶことにしましょう。

もう一つは、「ダウナー系ストレス反応」（氷のモード）ともいうべきものです。体がだるい、活力や興味がわかなくてうつっぽくなる、感情がわかない、やたら眠い、ボーっとする、記憶が曖昧になる、などの反応がそれにあたります。

いずれも、血圧や心拍数、覚醒レベルなどが下がる、いわゆる「ローテンション」な反応です。

そして、ダウナー系ストレス反応には、すでにお話しした血管迷走神経反射同様、背側迷走神経とそのグループが関わっていることが明らかになっています。

このように、ストレス反応には「アッパー系」「ダウナー系」の二通りがあり、それぞれ対応する神経系が異なります。

反応が起こるメカニズムが違えば、当然必要な対処方法も変わってくるはずです。

しかしこれまで、両者が同じ「ストレス反応」として混同されてきたことが、「休むこと」、とくに適切な休養行動を選択することを困難にしていた大きな要因にしていたのではないかと私は思います。

炎のモード
アッパー系。怒り、パニック

- 交感神経優位な状態
- 過覚醒
- 危機に対し、闘う／逃げるで反応

切羽詰まった表情、眼球が飛び出る、険しい声、動悸、血圧上昇、顔面紅潮、速く浅い呼吸、食欲抑制、ふるえ、発汗、いかり肩、前のめり姿勢（臨戦態勢）、注意力過剰

リラックスモード

- 腹側迷走神経優位な状態
- 最適覚醒
- 癒やしとつながりを確保

穏やかで余裕のある表情、柔らかい目の輝き、柔らかい声、深くゆっくりした呼吸、胸郭が広がり、伸びやかな姿勢

氷のモード
ダウナー系。フリーズ

- 背側迷走神経優位な状態
- 低覚醒
- 省エネで自分を守る

ボーっとした表情、瞳が縮小する、平板な声、脈が遅くなる、低血圧、顔面蒼白、緩やかで浅い呼吸、脱力（だるさ）、寒気、失神、閉じた胸郭、前かがみ姿勢（防衛態勢）、注意力低下（放心状態）、感情を感じにくい（解離）

なお、これまで、「副交感神経が優位になると、心身がリラックス状態になる」といわれていましたが、ポリヴェーガル理論では、腹側迷走神経を中心とした神経のグループ（腹側系）が優位になると、心身が安全・安心を感じ、リラックス状態になると考えられています。

セリエのストレス理論では説明しきれない「フリーズ」という反応

さて、闘うことも逃げることもできないとき、野生動物はどうなるでしょうか。

固まって、「死んだふり」をします。

目は虚《うつ》ろになり、意識をぼんやりとさせ、痛みを感じにくくなります。
多くの肉食獣は、感染などを恐れて、死んだ獣の肉を食べません。
つまり、「固まる（フリーズする）」というのは、闘うことも逃げることも不可能な場合にその場をやり過ごし、生きる可能性を高めようとする防衛手段なのです。

そして、それを握っているのが、副交感神経の中の背側迷走神経系である、というのがポージェスの主張です。

これは、闘う（Ｆｉｇｈｔ）か逃げるか（Ｆｌｉｇｈｔ）という交感神経的な防衛反応とは異なる、３つ目のＦ＝凍りつき（Ｆｒｅｅｚｅ）と呼ばれています。

前述の通り、古代と違い、現代のストレッサーは長期的で逃げられないものです。ストレスフルな上司を殴ったり、ストレスフルな仕事や人間関係を投げ出して逃走する、というのはほぼ封じられているに等しいでしょう。

となると、３つ目の防衛反応である「フリーズ」があらわれやすくなる、というのは、実に理にかなっているのではないでしょうか。

実際、現場感覚としても、ストレッサーに力強く反抗するというよりも、なるべく穏便に、無抵抗で「固まる」ことで、少しでも苦痛を軽減しながらなんとかやりすごす、という防衛を選択する人のほうが増えているように思います。

そして、若い人ほど顕著にこの傾向が出ているのではないかと考えています。

「上司や取引先にひどく叱られて、頭が真っ白になり何も考えられなくなった」
「朝、学校や会社に行く時間になると、脱力して立ち上がれなくなる」
「強い悲しみやつらさを感じ、気力を失った」
「人生や将来、今の自分の状況に対してあきらめ、無気力、絶望を感じている」
「自分だけが我慢していればいいと、心を閉ざしてしまう」

これらはいずれも、背側系の凍りつき（Ｆｒｅｅｚｅ）の防衛反応のあらわれとしてとらえることができます。

一時的にこうした症状が出るだけであればまだいいのですが、凍りつきの状態、氷のモードからいつまでも抜け出せないと、社会生活を送るのが難しくなります。

また、氷のモードについてはまだあまり知られておらず、「気合いの問題」と考えられがちです。

周囲の人から、「気力がなくなったり、やる気が起きなかったり、朝起きられなくなったりするのは、メンタルが弱いからだ」と言われ、自分でも、凍りつきの状態から回復できない自分自身を「ダメな人間だ」と責めてしまい、ますます氷のモードから抜け出せなくなる。

そんな悪循環に陥っている人も少なくありません。

しかし、これらの症状が、決して気合いや根性の問題ではなく、「背側系による防衛反応」である、という神経学的な問題としてもとらえ直せることに、ポリヴェーガル理論の利点があると考えています。

さらに、「では、何によって私のこの防衛反応が引き出されているのか」という視点も出てきます。

人によっては「ああ、私は会社の人間関係を拒否したいのかもしれない」という、より本質的な問題に気づくことができるかもしれません。

09

人はつらすぎると「つらくなくなる」

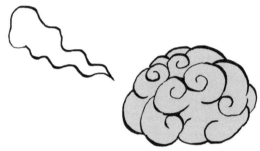

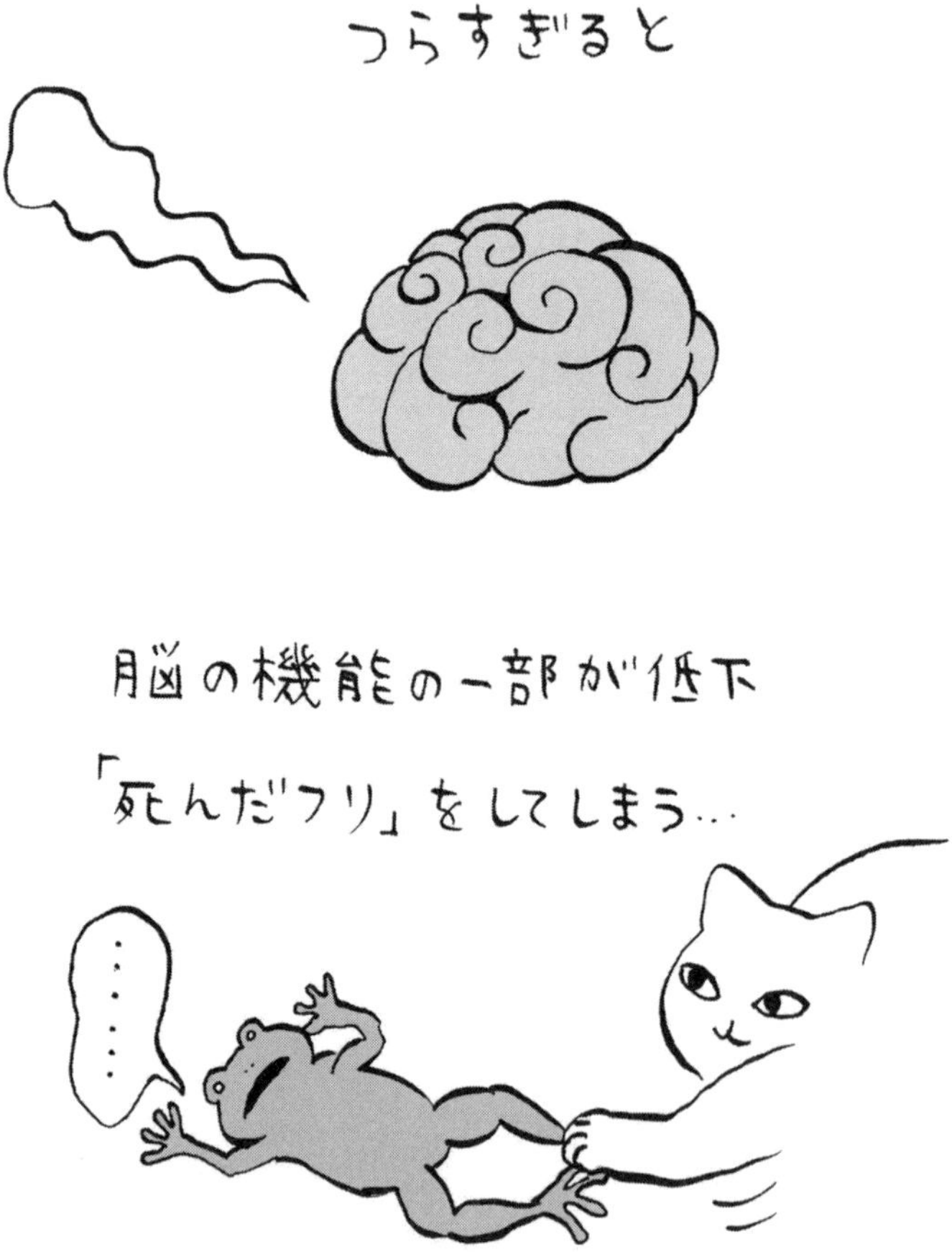

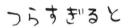

解離も、背側系の防衛反応の代表格

ＰＡＲＴ１でお話ししたように、人はあまりにつらすぎると、つらいという感情も含めたありとあらゆる感情を感じなくなっていきます。

脳の機能の一部を低下させて、心の麻酔をかけるようにすると、現実味がなくなり、自分のつらさがどこか他人ごとのように感じられるようになるのです。

これを「解離」といいます。

そして解離も、背側系の防衛反応の代表格と考えられています。

もともとポリヴェーガル理論が支持されてきたのは、医学の世界よりも心理の世界からでした。

その大きな理由の一つとして、解離という現象をうまく説明してくれたから、というのが挙げられます。

解離の専門家である精神科医の野間俊一先生は、解離を考えるにあたって、ポリヴェーガル理論を理解することの有用性を主張するとともに、「人は、自らの生命が脅かされるような大きなストレス状況では、『凍りつき状態』になってしまう」と言っています。

解離は、つらい感情の刺激が強すぎてとても処理しきれないときに、自動的に生じる「感覚の切り離し」のことです。

いわば脳に備わるブレーカーのようなもので、過剰な刺激に圧倒されないように、半強制的にシャットダウンをかけることで、脳を保護するのです。

つらすぎる記憶が思い出せなかったり、嫌な上司がいる方向の耳だけ聞こえなくなったりするのも解離です。

セリエのいう「疲憊期」に入っている人は、目は虚ろで、無気力でだるさがあり、意識はぼんやりとしています。

これは、背側迷走神経による、防衛としての解離が起こっているためだろうと考えられています。

生物学的には、感覚を切り離して「死んだふり」をして身を守る作用であるため、ずっと解離していると、身体が死んだような状態のままになります。

生きているのか死んでいるのかわからないゾンビ（生ける屍）のような状態で、言われた仕事を黙々とこなしている、「やられっぱなし」の状態です。

よく、このようなゾンビ状態になっている人に対して、周りの人が「なぜもっと抵抗しないんだ」とか「別の方法を工夫をしろ」と言いますが、それは難しいのです。

なぜなら、こうした防衛に入っているとき、理性的な脳の働きを司る前頭葉の機能は障害されているため、合理的な思考・判断力を使うことができません。

「考えず、ただ生存する」というモードに入っているのです。

解離もふくめた背側系による「ダウナー系の反応」は、いま、若い人を中心にどんどん増えていっており、とても現代的な防衛反応だと考えています。

いじめや人間関係トラブルを背景とする不登校や引きこもりの問題、頑張っても無駄だから無気力になるという「学習性無力感」、対人関係にどんどん逃避的になる「草食化」の問題、それらにこの背側系の防衛反応が大きく関係しているといえるでしょう。

防衛反応は悪いことではない

ここで強調しておきたいのは、交感神経的な「闘う」「逃げる」反応も、背側迷走神経的な「凍りつく」反応も、悪いことではない、ということです。

危機に対して、闘うこと、逃げること、それもできなければ固まってやりすごすことは、むしろ必要不可欠なことです。

ただ、まずいのは、ゆらぎのリズムが失われ、アッパーならアッパーに、ダウナーならダウナーにいったっきり「戻ってこれない」ことなのです。

危機や脅威が去っても、ずっと交感神経に入りっぱなしになっている。

もしくは、解離のようにずっと背側系に入って、戻ってこれないということが問題なのです。

この、ゆらぎが失われた状態から脱するためには、いまの自分の自律神経の状態を知ったうえで、ゆらぎを取り戻すために適した行動をとる必要があります。

炎のモードや氷のモードの過剰な持続状態から抜け出し、腹側迷走神経優位な状態に心身を導くことが、本当の意味で回復につながる「休み方」ということになります。

ここで、大事なポイントをもう一度整理したいと思います。

一つは、交感神経系の働きだけでは説明できない、背側迷走神経系の「ダウナー系のストレス反応」があること。

もう一つは、腹側迷走神経系の働きによって、リラックス・安全・安心が感じられること。

これまで何度か、ストレスを緩和し、疲れや心の傷を癒やすためには、自分に合った本当の休みをとり、心身が安全・安心を感じられるようにする必要があると言ってきましたが、安全・安心というのは心の問題だけではなく、神経学的な反応でもあり、良い休み方とは、腹側迷走神経系をうまく働かせられることで得られるのです。

ちなみに、PART2の冒頭で触れた、スマホアプリやウェアラブルデバイスでストレスを測定する仕組みは、皮膚などから脈を拾って迷走神経の成分をみることで、どれだけリラックスしているかを推測しています。

安全・安心を感じられないと、人は自分の本当の気持ちに気づくことができない

人間が社会の中で他者と関わり、意欲的に活動していくためには「自分は大丈夫である」という安全の感覚が必要です。

そしてそれは、腹側迷走神経系の働きによるものであるとポージェスは主張しています。

安全・安心を感じたとき、人はようやく他者のニーズや自分自身を責める気持ちから解放され、本来の素直な自分に近い状態になり、本心を表現できるようになり、自分の本当の気持ち、自分の本当のニーズに気づくことができます。

一方で、安全・安心を感じられていないとき、人は自分に対しても他者に対しても、自分の気持ちを自覚したり、素直に表現したりすることができません。

いじめやパワハラを受けている人が、誰にも本当のこと、本当の気持ちを言えないのは、「他人」に対して安全・安心の感覚を持つことができていないからです。「自分が誰かに攻撃されている」という状態であれば、危機に対して、交感神経もしくは背側迷走神経系の防衛が働き、腹側系が働きにくい状態になります。すると、自分を攻撃する人だけではなく、すべての「他人」に対しての警戒心や不信感が増してしまう、ということにもつながっていきます。

その人にとっては、「社会が危険」という認識になり、常に気を張っていなければならなくなるのです。

実際に、社会とは決して安全・安心な場所ではありません。

至るところにアンフェアな関係や取引があり、仕事やお金が、まるで我慢とのトレードで得られるものであるかのように感じられることもしばしばあります。

「他者のために頑張ることが当然」とされ、我慢を強いられ、それができなければ、他者からも自分自身からも責められる。

私たちの社会や生活はストレスに満ちています。

そんな中でも、どこかに安全・安心を感じられる場所や他人を見出すことができれば、私たちは腹側迷走神経優位な状態、つまり「本来の自分」に近い、リラックスした状態でいられます。

それは「自分のニーズを満たせている状態」であるともいえるでしょう。

また、そうした状態であれば、私たちは社会と積極的に関わって生きていくことができます。

現状の社会では、何のストレスも受けず、24時間365日、常に安全・安心を感じながらあるがままの自分で居続けることはとても難しいと思います。

しかし、まずは一日に5分、10分でも、一週間に1日であっても、「心身が安らげている感覚」を感じられるような時間を手にしていただきたいと、私は考えています。

心と体を回復させる

PART 3

restore the mind and body

人は「安全」と「安心」を感じると、癒やされ、回復していく

ポリヴェーガル理論により明らかになったこと

ＰＡＲＴ２でお伝えしたように、これまで、自律神経は「心身を緊張させ、活動に適した状態にする交感神経」と「心身をリラックスさせ、休息や睡眠に適した状態にする副交感神経」の２つから成り立っており、両者がシーソーのようにバランスをとることにより、呼吸数、心拍数、体温、代謝、消化機能などがコントロールされていると考えられていました。

そして、人は「仕事が忙しくて休めない」「人間関係で大きなトラブルを抱えている」といったストレスを受けると、交感神経優位な状態から副交感神経優位な状態への切り替えがうまくいかなくなり、「眠れなくなる」「イライラする」「消化が悪くなる」「免疫力が低下し、病気にかかりやすくなる」など、さまざまな心身の不調があらわれるようになるとされていました。

ストレスを緩和するためには「ゆっくり休む」「ゆっくりと深呼吸をする」「ラベンダーなどの鎮静系のアロマオイルを嗅ぐ」といったことにより、体を副交感神経優位な状態に持っていくことが効果的であるといわれてきたのです。

しかし近年、ポリヴェーガル理論により、

・副交感神経の大半を占める迷走神経が、背側迷走神経と腹側迷走神経の2つに、さらに分かれていること

・「交感神経が優位な状態」「背側迷走神経系が優位な状態」「腹側迷走神経系が優位な状態」の3つのモードを行ったり来たりしていること

・ストレスを受け続けたときに、交感神経優位な状態に行きっぱなしになる（炎のモードに入る）だけでなく、背側迷走神経優位な状態に行きっぱなしになる（氷のモードに入る）こともあること
・炎のモードと氷のモードでは、心身にあらわれる反応も、そこから抜け出す方法も異なる場合があること
・腹側迷走神経系が優位な状態になると、安全・安心を感じられるようになること

がわかってきました。

ＰＡＲＴ３では、ポリヴェーガル理論についてさらに詳しく紹介しつつ、「自分に合った本当の休みをとり、炎のモードや氷のモードから抜け出せない状態から脱却し、安全・安心を得て、社会で生きていくための方法」につい

て、具体的にお伝えしていきます。
ストレスや心の傷を受け、「常に気持ちがたかぶっている」「眠れない」など、炎のモードに入ってしまっている人も、氷のモードに入り、

「どんなに休んでも体を動かしても改善されない」
「日々の生活に楽しさや幸福が感じられない」
「仕事に行こうとすると、体調が悪くなる」

といった悩みを抱えている人も、ぜひ参考になさってみてください。

10

副交感神経が持つ2つの働きを知ると、心と身体の解像度が上がる

今まで自律神経は

交感神経　と　副交感神経

の2つだけ…

ポリヴェーガル理論では、さらに
副交感神経が2つにわかれる

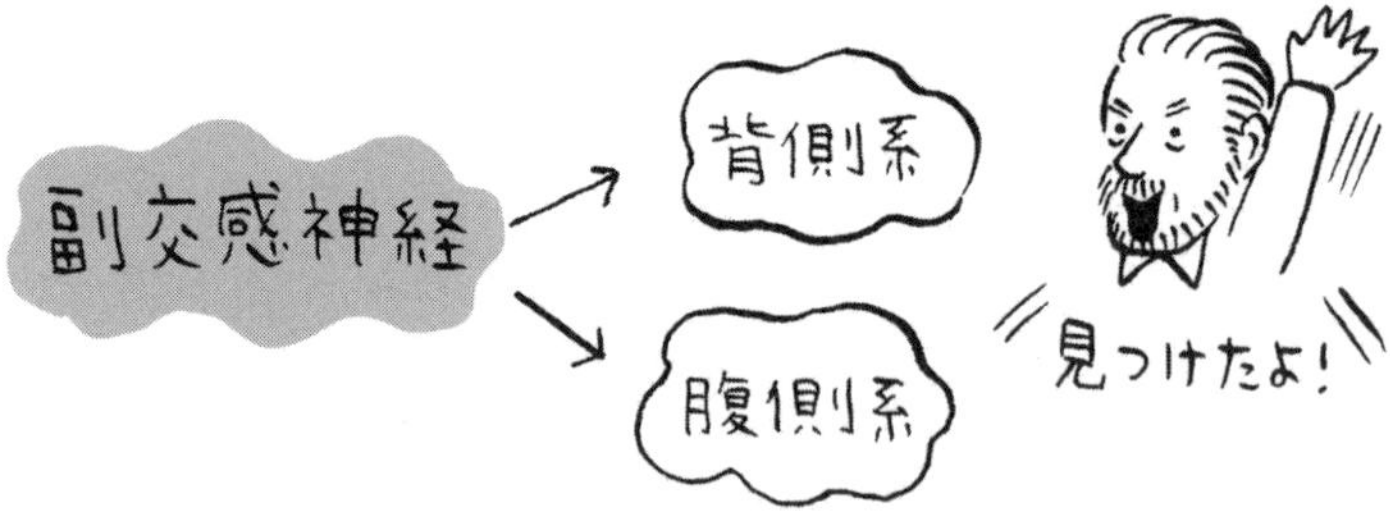

副交感神経は2つの迷走神経から成り立っている

ここからは、ポリヴェーガル理論について、もう少し詳しくお話しします。

耳慣れない言葉がいろいろと出てきて、難しいと感じる人もいらっしゃるかもしれませんが、この考え方を知ることは、自分がストレスを感じたとき、どのモードに入っているか、あるいは入りやすいかを確認し、そこからより健全な方向を目指していくうえで非常に役に立ちます。

みなさんにとって必要だと思われる部分を、専門的な用語を最小限に抑えて説明しますので、少しだけおつきあいください。

ポリヴェーガル理論は、ステファン・W・ポージェスによって、1994年に発表されました。

副交感神経が背側迷走神経と腹側迷走神経の2つに分けられることと、それぞれの役割を明らかにしたのがポリヴェーガル理論です。

解剖学の世界では、以前から、背側迷走神経と腹側迷走神経の存在が明らかにされていました。

ポージェス博士は、先人たちの残した神経解剖学の文献からこれらの存在を知り、自らが専門とする精神生理学の分野に持ち込んだのです。

精神生理学とは、精神活動が身体の働き（生理）とどう結びついているかを研究する学問です。

「こころ」と「からだ」をつなぐ学問分野の一つですね。

では、背側と腹側、それぞれの迷走神経について、詳しく見ていきましょう。

背側迷走神経は、進化の古い段階から存在していました。

少なくとも爬虫類《はちゅう》くらいまでは、生物は一つの迷走神経だけで生きてきたのです。

背側迷走神経は腸などに多く分布し、消化吸収の働きに関わっています。

その神経の線維は細く、裸電線のように絶縁体に囲まれていないため、伝達スピードは速くありません。

背側迷走神経のもっとも大きな機能は「不動化」「凍りつき」です。

背側迷走神経が優位な状態になると、感情を感じにくくなったり、注意力が低下したり、気力が失われたりします。

スマホやPCのバッテリーが0％に近づくと、急に動作が重くなりますよね。

それと同じように、私たちの身体も、危機に直面したときに全力でブレーキをかけ、全身の活動性を落とし、強制的に「省エネモード」に切り替え、エネルギーの消費を極力避けることで、生存の可能性を上げようとします。

背側迷走神経は、エネルギーが枯渇している状態でも動ける、省エネな神経系なのです。

そして、私たち人間においても、何らかのストレスを抱え、闘う（Ｆｉｇｈｔ）ことも逃げる（Ｆｌｉｇｈｔ）こともできないときには、強いストレスを受けるなどして傷つき消耗した心身を癒やし、回復させるため、背側の迷走神経が優位になって、3つ目のFである凍りつき（Freeze）が起こります。

ストレスを受けて交感神経が優位になり、イライラしたり興奮状態になったりしているとき、つまり炎のモードに入っているときは、血圧や血糖値、心拍数などが上昇しています。

これは、ストレスに対抗するための身体の反応ですが、そのままの状態が続けば、心身は疲れきってしまいます。

背側迷走神経は、こうした反応を抑えるブレーキのような役割を持っており、心身を休ませ、回復へと導いてくれるのです。

ただ、大きなストレスを受けたり、ストレスを受け続けたりして、交感神経が優位になりすぎると、背側迷走神経が過剰にブレーキをかけることになります。

その結果、氷のモードから抜け出せなくなってしまうことがあります。

つながりがあると、腹側迷走神経の働きで「安全」を感じられる

一方、腹側迷走神経は「社会神経系」「社会とのつながりを促す神経」ともいわれています。

腹側迷走神経は、仲間とのコミュニケーションを活性化する過程で発達したものであり、基本的にはほ乳類のみが持っているものとされています。

そして、ほ乳類の中でも霊長類、特に人間は、ほかのほ乳類よりも腹側迷走神経が発達しています。

腹側迷走神経は、背側迷走神経に比べて電線が太く、絶縁体でしっかりカバーされているため、伝達スピードが速く、背側よりも多くのエネルギーを使います。

腹側迷走神経はコミュニケーションのための神経系であり、その根幹的な役目は「安全であるという感覚」をつくることです。

社会的な交流を取っていくためには、相互に危険がないことを確認し、安心をつくっていかなければなりません。

安心を感じられない相手とは交流できないし、すべきではありません。

そのためには、相手の表情など、さまざまな高度な情報をやり取りする必要があります。

そこで大きな役割を果たしているのが、腹側迷走神経とその仲間であるいくつかの脳神経のグループ（腹側系）です。

危険を感じているときや、疲れ果てているときに人と交流する気になれないのは、この腹側迷走神経系がうまく働かないから、というのが神経レベルでの理由です。

私たちは目の前の相手が安全か、危険なのかを、神経レベルで動物的にとらえているのです。

この働きを、ポージェスは「ニューロセプション」と呼んでいます。

腹側迷走神経系は、私たちが他者との友好なつながり、つまりは社会とのつながりが得られているときに優位になり、私たちの心身をリラックスさせ、安全・安心を感じさせてくれます。
私たちの身体は、動物として神経レベルでも他者との良好なつながりを欲しており、それを得られているときに安全・安心を感じ、穏やかで快く健康的な状態でいられるのです。

たとえば、みなさんが、仲のいい家族や友人と会話をしているときは、穏やかな表情や優しい目つきになり、緊張せず、落ち着いた声のトーンで話すことができるのではないでしょうか。
これは、気心の知れた他者とコミュニケーションをとることにより、腹側迷走神経が優位な状態になり、心身がリラックスするからです。

ここで大事なのは、物理的に安全・安心が確保されているかどうかではなく、自分自身の神経が「安全・安心である」と感じているかどうかです。

家の周りを塀《へい》で囲い、防犯カメラを設置し、家に引きこもる……といったことは、ポリヴェーガル理論でいう安全とは異なります。

それほど強固に守られている環境であっても、神経レベルで安心を感じていなければ、不安を感じてしまうのです。

そうではなく、社会・他者とのつながりの中で、保護者の腕に抱かれた赤ちゃんのように、無防備な状態でも「危険がない」と感じられたとき、腹側迷走神経系が優位になっているのです。

ポリヴェーガル理論は、心と体を結ぶ自律神経の働きやストレス反応に関する理論ですが、それだけにとどまらず、「安心・安全」や「つながり」についての理論でもある点が非常にユニークです。

つまり、心と身体と社会をつなぐ理論でもあるともいえるでしょう。

私たちの心と身体はつながっている

企業の生産性や組織づくりの文脈で「心理的安全」という言葉がクローズアップされて久しいですが、ことさら「こころの安全」のことが話題になるのは、今の時代に、それが得がたいものになってきているからではないでしょうか。

また、現代社会は、「つながる」ことも難しくなっているようにも感じます。

人間のさまざまなコミュニケーションのあり方が、時代とともに、背側迷走神経優位の状態を促すようになってきているように思われてなりません。

この傾向は、特に若い人たちに顕著にみられるように思います。

そして、これまで、ポリヴェーガル理論についてお伝えしてきましたが、この理論において重要だと思う点をふり返ってみると、

・心と身体がつながっていること
・「心の問題」とされていたものが、実は「身体（神経）の反応」にすぎないこと
・炎のモードや氷のモードの過剰な停滞から抜け出すためには、腹側迷走神経を活性化し、自分自身や社会に対し「安全・安心」を感じられるようにする必要があること

などが挙げられます。

PART1でもお伝えしたように、何もやる気が起きなくなったり、何にも感動や喜び、幸せを感じられなくなったりすることを、「気持ちの問題」と思っていた人は少なくないでしょう。

しかし、そのようにとらえてしまうと、自分自身で的確に対処することが難しくなります。

さらに、慢性的なストレスや疲労を感じ、睡眠をとったり、身体を動かしたりす

るなど、どうにかして自分を回復させようとさまざまな行動を試しても、回復の実感がなかった方はたくさんいらっしゃるのではないかと思います。

そのような方はぜひ、自分がいまどのモードに入っているのかを自覚して、より身体が求めていそうな休養行動を実践してみてください。

11

交感神経か背側系か。どちらのストレス反応が出ているかチェックしてみよう

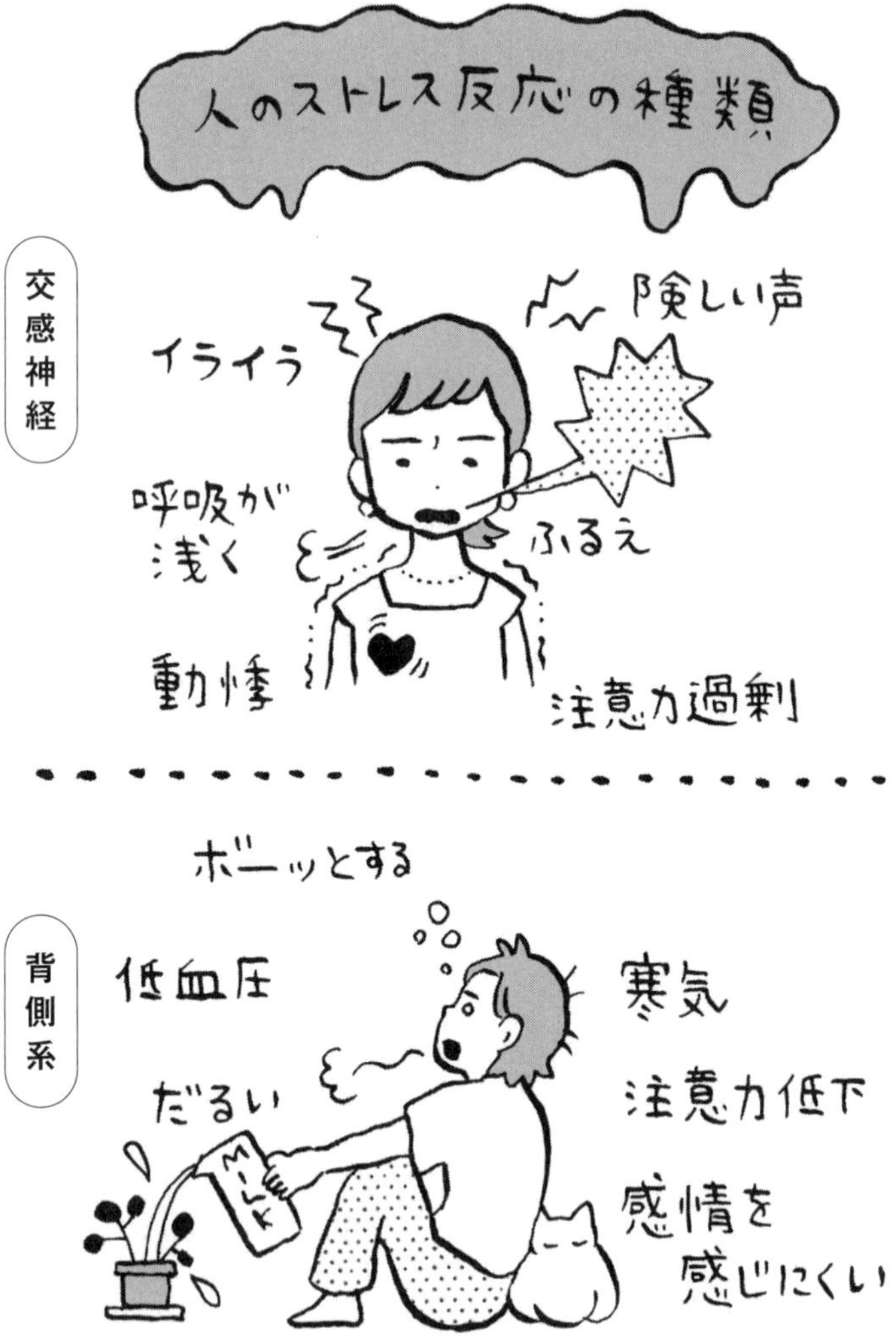
人のストレス反応の種類
交感神経
イライラ
険しい声
呼吸が浅く
ふるえ
動悸
注意力過剰
背側系
ボーッとする
低血圧
寒気
だるい
注意力低下
感情を感じにくい
MILK

交感神経と背側迷走神経、どちらの反応が出るかは人によって異なる

それではここで、炎のモードと氷のモードについて、もう少し詳しくお話ししましょう。

自分がどちらのモードにいるかによって、対応方法が違ってくるからです。

ストレスを受けたとき、心身が交感神経優位な状態（炎のモード）に入る場合と、背側迷走神経優位な状態（氷のモード）に入る場合があります。

敵がはっきりしていて、闘うか逃げるか、いずれかの対応をとることによって、その状況を何とか打破することができる。

こうした場合は、交感神経が優位になり、炎のモードに入りやすいといえます。

一方で、敵の姿がわからないとき、敵が巨大すぎて抵抗のしようがないとき、他者から孤立しているときなどは、背側迷走神経が優位になり、氷のモードに入りやすくなります。

このようなとき、私たちは、闘うことも逃げることもできず、ただ動けなくなってしまうのです。

原則的には「交感神経で対処できないときに、背側系のモードに入る」とされていますが、いきなり背側系のモードに入っているようにみえる人も多見します。

危機に対して対処するために、必要に応じて「炎のモード」「氷のモード」に入ることはまったく問題ありません。

むしろ、必要な防衛です。

そして、健全な状態であれば、どちらのモードに入っても徐々にニュートラルの状態に戻っていきます。

しかし、ストレスが巨大すぎると、自律神経のゆらぎが失われ、危機のモードから戻れなくなってしまいます。

過剰に停滞してしまうのですね。

そうなってしまった場合でも、腹側迷走神経を優位にすることで、その状態から抜け出すことができるようになります。

腹側迷走神経系を刺激することで、交感神経系による心身の緊張や攻撃性をやわらげたり、心身に安全・安心を感じさせ、背側迷走神経による凍りつきの状態から解放させたりする働きがあるからです。

なお、同じストレスを受けても、炎のモードに入りやすい人と氷のモードに入りやすい人がいますし、同じ人でも、その日の体調や置かれている状況によって、どちらに入るかが変わってきます。

「忙しいときは、炎のモードに入って活動的になるけれど、攻撃されたり恫喝《どうかつ》されたりしたときは氷のモードに入り、心や身体が動かなくなる」など、ストレスの原因によって、入りやすいモードが変わることもあるでしょう。

また、炎のモードにいるか氷のモードにいるかによって、リラックスモードへと心身を導く道筋も変わってきます。

たとえば、炎のモードのときは、どちらかといえば「深くゆっくりした呼吸をする」「心を落ち着かせるような、静かな曲を聴く」「温かい湯船につかる」といった「スローダウン系」の行動が有効ですが、氷のモードのときは別のやり方をとる必要があるのです。

「休み方」を間違えていた私

ここで、私自身の例をお話ししましょう。

私はストレスを受けたとき、どちらかというと炎のモードに入りやすく、「眠れない」「途中で起きてしまう」という反応が出る傾向があります。

そんな私は、かつて、疲れやストレスがたまったとき、よく仕事を早く切り上げて、夜に『スプラトゥーン』というゲームをしていました。

「自分が好きなことをやることで、疲れやストレス解消になるだろう」と考えていたのです。

ところが、スプラトゥーンは激しく撃ち合うゲームで、非常に楽しくて興奮するのですが、明らかに交感神経を刺激します。

そのため、やれば気分はスカッとしますが、さらに寝つきが悪くなったり、睡眠の質が下がったりします。

疲れやストレスによって、ただでさえ交感神経優位な状態に入っていたのに、さらに交感神経を刺激するゲームをしてしまったため、疲れが取れるわけがありません。

そのことに気づいてからは、スプラトゥーンは朝にやり、夜、交感神経が優位になりすぎているときは、心身をクールダウン・スローダウンさせてあげるようなことをするようにしています。

逆に、背側迷走神経が優位になって氷のモードに入りやすい人の場合、後述するような神経を調整するエクササイズなどが功を奏しやすいと思います。

心身の状態から、自分がどのようなモードにあるのかを見極める

心身を腹側迷走神経優位な状態にし、本当に休めるためには、

- ストレスを受けたとき、自分が炎のモードに入りやすいか、氷のモードに入りやすいか
- 今、自分の心身がどのモードにあるのか

を見極める必要があります。

そのうえで、後でご紹介する、「コーピング」と呼ばれる適切な対処行動をとることで、心身をリラックスモードにすることができるのです。

ここであらためて、89ページの、炎のモード、氷のモード、リラックスモードの

特徴を整理した図をご覧ください。

この3つのモードの特徴を知り、自分がどのモードにいるかを常に把握することができれば、「今、自分に休みが必要なのか」「本当の休みをとるために何をすればいいか」がわかるようになります。

12

「むなしい」「さみしい」「希望が持てない」。いまの時代、特有の痛みとは

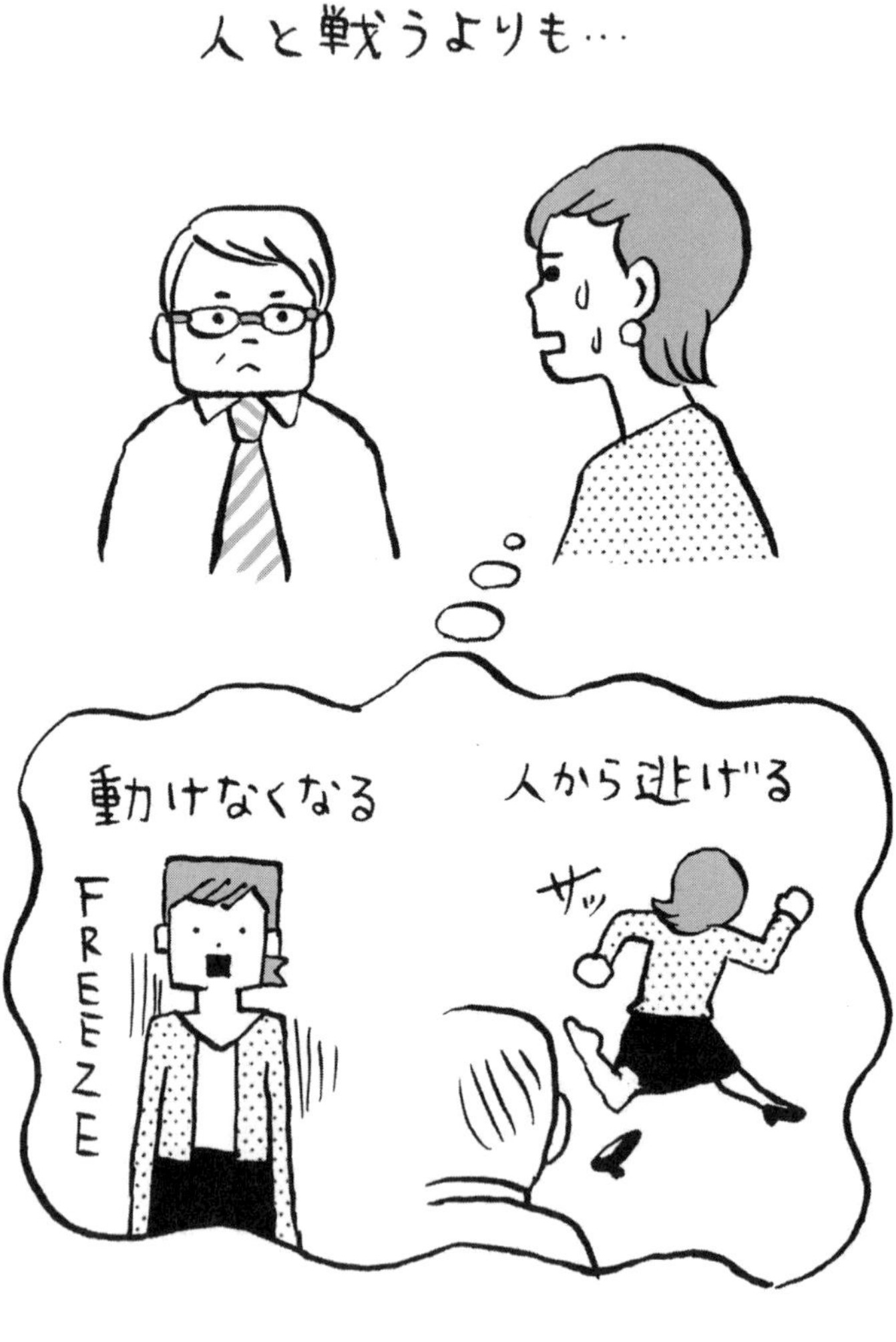
人と戦うよりも…
動けなくなる
FREEZE
人から逃げる
サッ

闘うべき相手が見えにくい現代社会

心療内科医として多くの患者さんと接している中で、気づいたことがあります。それは、「ストレスを受けたとき、いずれのモードに入るかは、時代性も関係しているのではないか」ということ、そして「現代は、氷のモードに入りやすい人が多い」ということです。

少し前までは、炎のモードに入りやすい時代でした。闘いや競争は交感神経を優位にしますから、炎のモードに入りやすい時代は、わかりやすい「敵」が存在し、闘争（もしくは逃走）するべき相手がはっきりしている時代であるともいえます。

たとえば、1960年代は学生運動が盛んで、全共闘世代を中心に、日本政府や大学を相手に闘い、変革を迫ろうという社会的な熱狂がありました。

社会に「穴」が多く、「ここを変えたら、もっと世の中はよくなる」という改善点がたくさんある。

だから、それを変えていこうというムーブメントに参画することに、やり甲斐や意義を深く感じ、またそうした努力によって社会が良くなっていくことを実感しやすかった社会だともいえます。

70年代、80年代は、高度経済成長やバブル景気の中で、人々は家電、自家用車、マイホームなど物質的な豊かさを手に入れること、受験戦争や出世競争に勝ち抜くことに必死でした。

「競争に勝つこと」によって「物質的な豊かさを手に入れること」がある程度は約束されていたから、多くの人はそこを目標にできたのではないかと思います。

豊かさを得るため、社会を良くするため、といった「目指すべき方向性」があり、人々はそこに向かって、交感神経を優位にしてフル稼働し、目標を妨げる存在と闘い、努力することができていたのです。

ところが、高度成長期が終わり、バブルが崩壊し、努力によって物質的な豊かさが得られることが約束されなくなりました。

さらには、物質的な豊かさだけではすべてが満たされて万事ＯＫとはならないことも、徐々に明らかになってきました。

「寝食には事欠かなくなったけど、何かが足りない気がする」という現代的な苦悩が、徐々に主体になっています。

そうなると、努力をして戦ったり、他人を蹴落としてまで物質的な豊かさを無理に追い求めることは、次第に敬遠されるようになりました。

費やす努力と、そこから得られる報酬（豊かさ）が釣り合わなくなってきたのです。


そして、社会としても、個人としても、目指すべき方向性が見えにくくなってきました。

そうなると、出世に興味を持たない人、人生の目的や優先すべきことを見失う人が増えるのは、自然の流れのように思います。

自分が何のために生きているのかわからない。

社会にも、自分の将来にも希望が持てない。

他者からの要求に流されている気がするけれど、強く逆らおうとも思えない。

「目指すべき方向性が見えなくなっている」「闘うことの意義が失われている（闘ってもムダ）」という社会全体の変化が、ただ静かにあきらめる、無気力になる、引きこもるという個人レベルでのストレス反応の変化に深く関わっているのではないか、と思うのです。

演出家の竹内敏晴氏は、その著書『思想する「からだ」』（晶文社）の中でこう述べています。


「一九九〇年代になって、子どもたちの間には、『ムカツク』を追い上げるように、『ムナシイ』ということばが広がり出しているようだ」


いつの世でも、時代に対してもっとも感受性が高いのは若者たちです。

この「『ムカツク』から『ムナシイ』へ」の変化というのは、社会学的にとても重要な視点だと考えています。

心身社会研究所の津田真人氏は、80〜90年代あたりから、われわれ人間の危機に対する防衛反応が、交感神経主体から背側迷走神経系主体へとシフトしているのではないか、と指摘しています。

これは、私自身も臨床的に体感しているところであり、あらゆるところで、「背側化」の徴候が見られているように思うのです。

尾崎豊にピンとこない令和世代

昭和世代と令和世代のストレス反応の対比は、文学や音楽にもよくあらわれています。

よく引き合いに出されるのは、チェッカーズの『ギザギザハートの子守唄』と、そのオマージュ的な歌詞を含んだAdoの『うっせぇわ』です。

「ちっちゃな頃から悪ガキで　15で不良と呼ばれたよ」

「ナイフみたいにとがっては　触わるものみな　傷つけた」（『ギザギザハートの子守唄』）

このように、『ギザギザハートの子守唄』の主人公は、「ナイフ」を持っていますが、『うっせぇわ』の主人公は、「ナイフ」を持っていません。

ストレスがかかったときに、交感神経的なアグレッシブで直接的な反抗をするのではなく、表向きは優等生的に迎合している。

「でもなにか足りない」という虚無感、不満はあるけど、それが何のせいだかわからなくて「困っちまう」のではないか。

尾崎豊というシンガーソングライターがいました。

楽曲は大人や社会へのいらだちや、支配に対する抵抗をテーマにしたものが多かったのですが、その一方で「I LOVE YOU」など愛や夢にまっすぐに生きていたいというピュアな願いとその難しさを歌った楽曲も多く、ティーンエイジャーを中心に大きな共感を集めていました。

1970〜80年代は、校内暴力や非行、暴走族といった、炎のモードの防衛の時代だったのではないかと思います。

「盗んだバイクで走り出す」（『15の夜』）

「行儀よくまじめなんてクソくらえと思った　夜の校舎　窓ガラス壊してまわった」（『卒業』）

私もたまにカラオケで歌ったりするのですが、こういうまっすぐな反抗を歌った歌詞というのは、いまの若い世代にはピンときていないようで、「なんでそんなことするの？」という感覚です。

時代が変わり、行き場のないエネルギーを発散させるかのようなアクティブな非行・暴力・攻撃性は鳴りを潜めていき、いじめは陰湿化・オンライン化しています。直接的にぶつかり合うような摩擦が減っていくことで、対人関係はより過敏になり、傷つきを恐れるようになります。

闘ってもムダだし、怖いし、傷つきたくもないので、反抗せずに固まる・引きこもる傾向になっていく、というのは自然の流れのように思います。

さらにここ数年、私たちは東日本大震災や原発事故、パンデミックなど、自分たちの力ではどうにもならない理不尽な出来事、無力感を覚える出来事を数多く経験しています。

もしかすると、昔は、大人や社会と正面からぶつかることで何かが変わっていくかもしれないという、ある意味での純粋さや希望があったのかもしれません。

そうした希望がなくなり、ぶつかってもムダである、という「あきらめ」の蔓延《まんえん》が、背側的な氷のモードの反応を増加させているのではないか。

この「あきらめ」「無力感」というのもキーワードになっていると思います。

「いま、ここ」の感覚を持ってほしい

また、人と人が信頼関係を築くのが難しくなっていることも、氷のモードに入ってしまう人を増やしているといえるかもしれません。

みなさんの中に、上司、部下、同僚、あるいは家族、パートナー、友人などと親密なコミュニケーションをとり、相手に対して信頼感を持っている人は、どれほどいらっしゃるでしょうか。

「信じていた人に裏切られた」というのは、多かれ少なかれ誰でも一度は経験することだと思いますが、特に最近、親しいコミュニケーションをとっていたつもりが、「ハラスメント」扱いされてしまったという話や、仲間内のＬＩＮＥのやり取りやＤＭの内容などがＳＮＳでさらされたという話をよく見聞きするようになりました。

ＳＮＳの時代のコミュニケーションの特徴の一つに、**「罪と罰のバランスの悪さ」**があります。

皆が生まれながらにして、コミュニケーションの達人なわけではありません。

最初は誰でもコミュ障です。

だから、ちょっとイタいメールを送ってしまった、イタい行動をとってしまった、自覚していないところで誰かを傷つける言い方をしてしまった、といったコミュニケーションの失敗は、誰でも犯してしまうリスクがあると思います（私自身も相当な中二病だったので、この手の失敗をやらかしまくっていました）。

もちろん、それによって誰かを不快にさせてしまうことは良くないことですし、相手に対しての謝罪やなんらかの埋め合わせは必要でしょう。

しかし、それが不特定多数にさらされることによって、まったく関係ない人からの批判・中傷までが一挙に襲いかかってきます。

それは、心のＨＰが根こそぎ奪われてしまうほどの恐ろしい攻撃です。

一つの失敗で、予想をはるかに超える範囲から、社会的に抹殺されかねないほどのダメージを受けてしまうリスクがある。

衆人環視の中で、コミュニケーションの失敗は致命的になりえます。

そんな中で、他者を心から信頼したり、自分の本音や人間性を相手にさらすこと、他者に踏み込むことは危険なことだと感じる人が増えたり、他者に対する慢性的な不信感が広がったりするのは、当然の流れのように感じます。

コミュニケーションの高度化・難度の上昇はもはやとどまることを知りません。他者との交流そのものに不安を感じて、腰が引けてしまう、ストレスに感じてしまうという人は、ますます増えているように感じています。

さらに、コロナ禍により、ソーシャルディスタンスが重視され、他者と飲食を共にする機会が減り、テレワーク化などが進んだことも、人と人を遠ざけ、信頼関係が育まれにくくなる傾向に拍車をかけています。

実際に、オンラインでのやり取りではコミュニケーションの満足感を感じにくい、という報告もあります。

リアルな人間関係に対して回避的な若者が増えている

心療内科医としてさまざまな患者さんと話していて感じるのは、特に若い世代に、リアルな人間関係に対して回避的な人が増えているということです。

親身になって他者の話を聴いたり、自分の話を聞いてもらったりして、「わかるよ」と深く共感し合うようなコミュニケーションに、苦手意識やしんどさを感じる。

たとえば「結婚」のような、お互いが長く深くコミットしあうような関係性をなるべく避けたいと思ってしまう。

誰かに何かを頼むくらいなら、自分で全部片付けたい。

できれば、他人に借りを作りたくない。

心療内科を訪れる患者さんの中に、そうした「回避的な」コミュニケーションのスタイルを持った方が多いのです。

心身にダメージが積み重なったときでも、苦痛を誰かに相談するわけでもない。

そのうち、つらいかどうかもよくわからなくなってくる。

下痢や片頭痛などの謎の体調不良があらわれたり、動けなくなったりしてしまう。

このようなパターンのストレスを訴える方が、確実に増えてきています。

米国の精神科医アミール・レヴァインは、こうした「回避的な」コミュニケーションスタイルをとる人が約25%いると報告しています。

日本の場合の詳しいデータはありませんが、個人的な所感としてはおそらく25%よりも多く、しかも現在進行系で増えているのではないかと考えています。

「回避的な」人は、以下のような苦悩を抱えていることが多いといえます。

- 世の中では愛や絆の素晴しさを謳《うた》っているけど、自分としてはピンときておらず、どこか冷ややかになってしまう
- 他人に好意を向けられると、気持ち悪いと感じてしまう。だから、アイドルや二次元のキャラクターなどを好きでいるほうがよっぽど安心する
- 他人と親密な関係を築くことが、手放しで素晴らしいことだとはどうしても思えず、恋愛や結婚といった関係にコミットすることに抵抗感を感じてしまう
- パートナーがいても、「愛情」がないわけではないが、相手が自分に向けて来る気持ちが「重い」と思ってしまい、そこまでの気持ちを返せないと感じてしまう
- 他人と関わることの重圧に耐えられなくなったら、「人間関係をリセットした

い」という衝動に駆られてしまう

他人を頼ったり深い関係を築いたりすることに対して、否定的にみてしまうため、「自分は人間としてどこか欠陥があるのではないか」という疑念を持ってしまう人も少なくありません。

こうした人たちに詳しく話を聞いてみると、対人関係、とりわけ親子やパートナーといった親密な関係性の中での傷つき体験があることがとても多いのです。

そのような経験の積み重ねにより、他人のことを基本的には脅威《きょうい》だと考えていて、なるべく他人との距離をコントロールしたいのです。

つまり、「防衛的に」あらゆる人間関係に回避的になっているわけです。

そして、この「回避性」は、背側迷走神経による防衛反応に深く関わっているといわれています。

たとえばネグレクトのような、親密な情動的な交流が得られにくい養育環境においては、腹側迷走神経系の機能をうまく発達させることができず、背側迷走神経系による「引きこもり反応」に偏った発達を遂《と》げやすい、という指摘があります。

こうした人は、気質的には無力感を感じやすく、感情表現が少なく「ローテンション」であり、うつ病などに苦しむリスクが高くなりやすいのです。

社会や人間関係に対して、安全・安心の感覚を抱くことができず、対人関係に悲観的になり、回避的にならざるをえない。

他人にも社会にも、そして自分に対しても、執着をせず、異様なまでに「あきらめがいい」。

周囲に期待しないので、振り回されもしない。

そのかわりに、未来に希望も見いだしにくい。

このようなスタンスも、神経学的な背景をもった氷のモードの防衛のあらわれ方の一つであり、いまの時代を象徴する「痛み」になっているのではないかと考えられます。

13

思うように動けないのは「神経学的な防衛反応」。あなたのせいではない

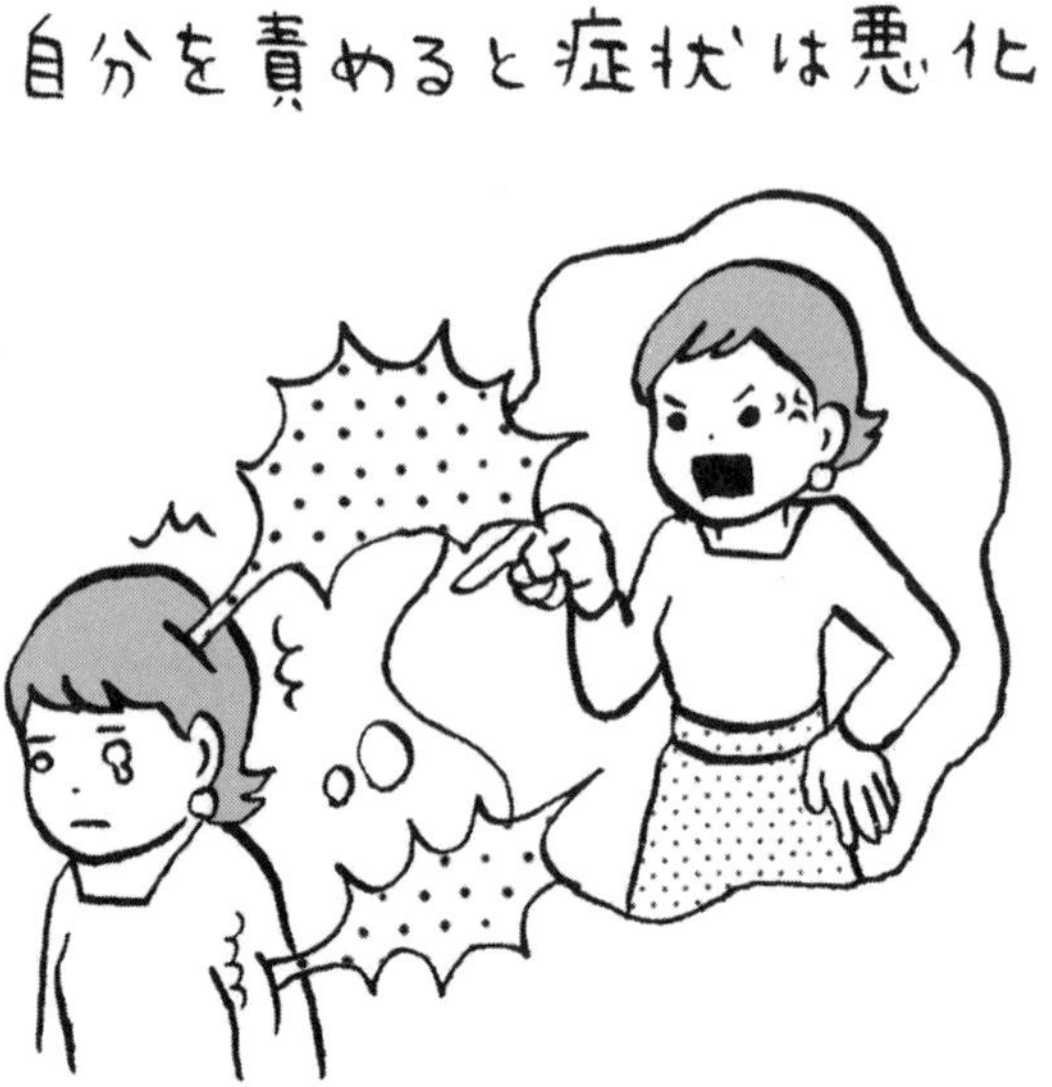
自分を責めると症状は悪化

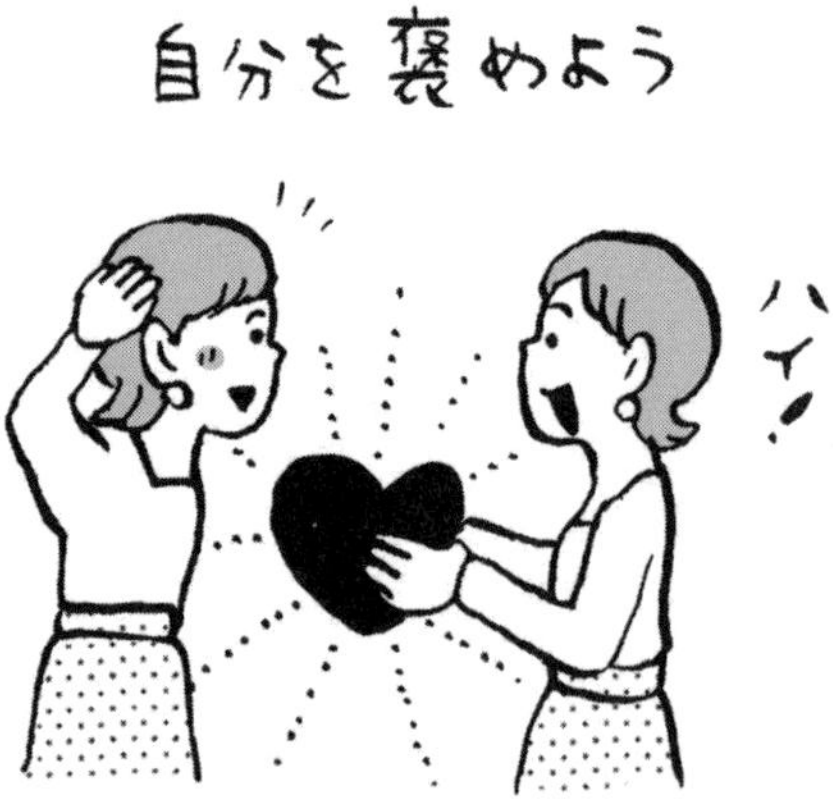
自分を褒めよう
ハイ!

思うように動けないのは、気合いの問題ではない

「会社に行かなければ」という気持ちはあるのに、朝、いざ家を出る時間が近づくと、身体が重くなったり、なんとなく意識がシャキっとせず、まぶたが重くなったりすることはありませんか？

「うつ」というレベルまでいかなくても、どことなく「エンジンがかかりにくい」と感じられるようなことはないでしょうか？

過労もなく、食事も十分に取れているはずなのに、なんとなくぼんやりして「今、ここ」にいる感じがしなかったり、感情がいきいきと感じられなかったり、モチベーションがわきにくかったりする状態というのは、自律神経の調整不全によって、交感神経がアクティブになるべきときに背側迷走神経系が優位になり、氷のモードに入っている可能性があります。

それが、単なる夜更かしや短期間の過労などによる一過性の調整不全だったらまだいいのですが、自分の生活の中にあるストレッサー、脅威に対する防衛反応として氷のモードが発動している可能性があります。

たとえば、会社の人間関係が苦痛すぎて、これ以上関わることが「脅威」だと身体がとらえているようなケースがあるのです。

「行かなければ」と頭では思っているけど、身体からは「ＮＯ」のサインが出ているわけです。

たとえば、私のクリニックに来られたある学生さんは、毎朝、起きたときに体がだるく、血圧が上がらず、気力もわかず、頭も重くボーっとしているという状態がしばらく続いていました。

こうした症状は、「起立性調節障害」という病気によく見られるものです。

思春期の子どもに多く、不登校の生徒の約４割に合併しているといわれています。

起床時や起きあがったときに、脳の血流の低下によってふらつきや立ちくらみ、だるさやめまいなどの症状が出るのですが、これらは自律神経の調整の乱れによって起こります。

正常な自律神経の活動では、早朝になると交感神経活動が増えて身体を活性化し、夜には副交感神経活動が高まり身体を休養させるといった、24時間周期のリズムがありますが、起立性調節障害では、午前中に交感神経が活性化せず、数時間も後ろにずれ込んでしまいます。

だから、夕方以降には急に調子が良くなったりして、今度は夜になっても交感神経が入りっぱなしになり、眠れなくていつまでも夜更かしして遊んでしまう、ということが起こります。

そして、その自律神経リズムの障害が、対人関係の傷つきをはじめとするストレスが関連していることがとても多いのです。

起立性調節障害は、典型的な「心身症」、つまり、ストレスに起因する身体的な疾患の一つです。

学校での居場所のなさ、部活や学業での悩み、対人関係のトラブルといったものが背景に隠れていることがとても多く、そうした悩みが解決されると症状がすっかり良くなってしまうことも多いのですね。

そして、これ以上傷つかないための防衛のあらわれとして、氷のモードが出現するということがあるのです。

しかもこれは、本人が「学校に行きたい」という気持ちを本当に持っていたとしても起こりうる反応です。

学校に行きたい気持ちがないわけじゃない。

でも、その気持ちとは裏腹に、身体が「危険」だと感知して、ブレーキをかけさせるほどの「おそれ」があるのかもしれない。

そういう視点が必要ですが、そうとは知らず、親御さんはずっと、そのお子さんのことを「シャキッとしていない」「気合が足りない」と感じ、叱っていました。

背側迷走神経系が優位の状態は、ぐったりして、目も半開きで、声にも覇気《はき》がなく、いかにも「やる気がない」「サボっている」ように見えます。

しかも、夕方になったら改善してくるのですから、より怠けているようにしか見えないかもしれません。


お子さんからすると、ただでさえ背側の防衛状態に入っているところに、親御さんに強く責められたら、ますます背側に入って固まってしまい、もはや話を聞くどころではありません。

それが「叱っているのに、話をまったく聞いていない、響いていない」ように見えてしまい、より関係を悪化させてしまいます。

すると、その関係性のストレスによって、さらに対人関係に対して防衛的になり、背側迷走神経系の反応が強く出て、ぐったりしてしまう。

こういう悪循環が生じるのです。


本人も、好きで起こっているわけではない「症状」を、「サボり」「怠け」だと言われ続けると、本当に「ただ怠けているだけなんじゃないか」という気がしてきて、ますます自己評価が下がり、意欲も活力も削がれてしまうでしょう。

これと同様の悪循環が全世界で何十万・何百万という単位で起こっているのではないか、と私は考えています。


この話を、不登校の方の割合が多い通信制の学校のオンライン講演でお伝えしたところ、「自分もこれだったのかも！」「私のことだ！」と、生徒さんから非常にたくさんのコメントや反応がありました。


症状の裏に深刻なストレスが隠れているとすれば、それはもはや気合いや根性でなんとかなる単純な問題ではありません。

危機に対しての神経学的な防衛反応が起こっているのであり、その反応が出ているおかげで「ストレスの対象から逃れられる」という肯定的な側面がある、ということを忘れるべきではありません。

これ以上、危険な場所に行きたくないという「身体の訴え」なのです。

「無抵抗」という戦略は合理的

「頑張ってもムダ」「抵抗してもムダ」ということを学ぶと、人はストレスに対して無抵抗になっていきます。

何をやっても結果を伴わないことを何度も経験していくうちに、やがて「何をしても無意味だ」と思うようになり、自分から行動を起こさなくなってしまう状態のことを「学習性無力感」といいます。

回避不可能なストレスにさらされ続けたことによる「氷のモード」は、この学習性無力感を身体・神経的な側面から説明したものです。

いじめやパワハラなどを受けた被害者に対して、事情を知らない第三者が「なぜ抵抗しなかったのか」と言っているのをよく耳にしますが、たとえ抵抗しようとしても、より強い反撃や脅しによって、その試みは無力化されます。

逃げようとしても、そのことで不利益を被ったり、誰かに迷惑をかけたりするかもしれないという気持ちによって、その選択は封じられてしまいます。

そうなると、人は「何をやってもこの苦痛から逃れることができない」と学習します。

もはや交感神経を使える状態ではありません。

背側系をフル稼働させ、怒りや屈辱や恥の感覚を麻痺させ、「されるがまま」になってやりすごすことが、生存戦略として最適になってしまうのです。

実際に、自分の生殺与奪が誰かに握られていて、その人の気分次第で自らの存在が消し飛んでしまうような環境を生き延びるとしたら、そうした「捕虜《ほりょ》」のような戦略をとることが最適です。

実際に、そうした「無抵抗」戦略の背景に、暴力的・支配的な近親者と過ごした体験があるケースは珍しくありません。

当事者ですら、抵抗しなかったことを恥じていることも多いのですが、それに拍車をかけるのが、事情を知らない第三者の「なぜ抵抗しなかったのか」「逃げれば

●本書へのご意見・ご感想をお聞かせください。

ご協力ありがとうございました。

郵 便 は が き

切手を
お貼りください

105-0003

（受取人）

東京都港区西新橋2-23-1
3東洋海事ビル
（株）アスコム

心療内科医が教える本当の休み方

読者　係

本書をお買いあげ頂き、誠にありがとうございました。お手数ですが、今後の出版の参考のため各項目にご記入のうえ、弊社までご返送ください。

お名前	男・女	才
ご住所　〒		
Tel	E-mail	
この本の満足度は何％ですか？		％
今後、著者や新刊に関する情報、新企画へのアンケート、セミナーのご案内などを郵送またはｅメールにて送付させていただいてもよろしいでしょうか？ □はい　□いいえ		

返送いただいた方の中から**抽選で３名**の方に
図書カード3000円分をプレゼントさせていただきます。

当選の発表はプレゼント商品の発送をもって代えさせていただきます。
※ご記入いただいた個人情報はプレゼントの発送以外に利用することはありません。
※本書へのご意見・ご感想およびその要旨に関しては、本書の広告などに文面を掲載させていただく場合がございます。

よかったじゃないか」という意見です。

これらは、当人たちを恥や無力感でより苦しめるものでしかありません。

抵抗しないこと、逃げ出さないこと。

それは、死の脅威に瀕《ひん》した動物の「死んだふり」と同じように、いじめやパワハラという社会的な「死の脅威」に瀕したときの、動物としての自然で合理的な反応である、ということをどうか理解してあげてください。

真面目で責任感が強い人ほど、自分を責めてしまう

真面目で責任感が強い人、あるいは自己評価が低く、普段、自分の役割をまっとうすること、他者の役に立つことに自分の存在する意味を見出している人ほど、こうした悩み、苦しみを抱えがちです。

「望むような活動をしたい」「求められる役割を果たしたい」という思いはあるのに、どうしても身体が動かない。

仕方なく仕事を辞めたり休んだりしているのに、一向に回復する兆しが見えず、「食事をきちんと取ったほうがいい」「身体を動かすといい」と言われても、どうしても動けない。

そんな状態が続くと、やがて、

「何も生み出しておらず、誰の役にも立てていない自分に何の価値があるのだろうか」

「こんな自分のことを、誰が信じ、必要としてくれるのだろうか」

「自分など、いなくなってしまったほうがいいのではないだろうか」

などと考え、思うようにならない自分に怒り、「単に甘え、サボっているだけなのではないか」と自分を責め、ますます自分を追い詰めてしまうのです。

ここで、私が提案したいのは「背側系に入っていることの必要性を理解し、その状態を積極的に肯定していく」ということです。

氷のモードは、悪者ではありません。
危機をやりすごして自らの身を守り、エネルギーを節約し、回復に向かうために必要なプロセスなのです。
そのモードにいる自分を否定して、なんとか動こうと抗っていると、いつまでも身体のニーズを満たすことができず、かえって事態を長引かせてしまうということがあります。

ですから、もしいま、みなさんが何らかの原因で氷のモードに入っていて、思うように動けない状態にあるとしても、どうか自分自身を責めないでください。

そして、「引きこもる」「シャットダウンする」という身体的な欲求が必要となったときには、むしろそれに積極的に従っていくことで、徐々に活動性を取り戻し、健全な「ゆらぎ」を取り戻すことができやすくなります。

この「背側系の反応を無視せずに、積極的に受け容れていく」という方針は、

「休む」という技術の習得において核心的といってもいいほど重要な態度だと思っています。

私がいま習得している心理療法においては、「戦士の休息（ウォーリアーズ・レスト）」という名前で知られ、その重要性が強調されています。

いろいろなことを抱えていつも何かと闘っている、責任のある役割から降りることができない責任感の強い人ほど、「力が入らない」「思考が回らない」「動けない」という状態をネガティブにとらえてしまう傾向にあると思います。

普段どれほど活発で社交的な人であっても、いろいろなことを気にしながら他者と交流することをやりすぎて、社交力を使い果たしてしまうことが、ときにはあるでしょう。

そうしたときに「もう人と話したくない」「引きこもりたい」というモードになるのは、自然なことです。

このような状態のことを、**「コミュニケーション・オーバー」**と呼んでいます。

そんなときは、無理して動き続けようとせず、部屋に引きこもり、頭をふさぎ、貝のように丸まってシャットダウンをすることが最適解なのです。

たとえ一日単位の休みがとれなくても、たった5分でも10分でもいいので、なるべく人が来ないところで横たわって亀のように丸くなる、体育座りをしてふさぎ込む、ということをあえて積極的にやるのです。

氷のモードに入りかけているときには、身体が求めていることに、身を委ねてあげてみてください。

きっと、身体の中で何か変化を感じることができるのではないかと思います。

ポリヴェーガル理論についての補足

ここまで、ポリヴェーガル理論を参考にしながら、「新しい」ストレス反応と、その時代性などについて述べてきました。

しかし、ポリヴェーガル理論は、すべてのストレス反応を説明できるような「万能の理論」ではありません。

あくまでも脳と身体をつなぐ「媒介」としての自律神経がどのような働きをしているかを説明してくれるものであり、これまで解明できなかったいろいろな出来事をうまく説明してくれる「有力な仮説」だと考えています。

そして、肝心の脳の機能とのつながりの部分も、理論の中での指摘が少ないところもあり、わからない部分も多いのです（そもそも、脳神経科学の分野そのものが未解明なことばかりで、現在進行系で新しい発見がなされています）。

日本において、ポリヴェーガル理論は心理臨床の世界、特にトラウマや解離を扱った比較的新しい治療法の理論的背景になっていることが多く、それらを扱う臨床家の中で支持を集めていましたが、医学の分野での浸透度はまだそれほどではないと思います。

しかしながら、これまでの考え方とは違う画期的な示唆を与えてくれるユニークさを持っており、特に交感神経系のストレス反応とは系統の異なる、「背側系の関与が深いストレス反応」があるということを知り、その仮説に基づいてストレス反応をとらえ直すことで、自らの状態の把握や対処の仕方が変わり、大きな恩恵を受けている人が多いことも、決して無視できないものです。

おそらく今後もさまざまな議論が出てくると思いますが、その流れを注意深く見守りながら、慎重に扱っていく必要があると考えています。

また、本書では紙面の関係もあり、入口部分の解説しかできませんでしたが、興味を持っていただいた方は、ポージェスの訳書である『ポリヴェーガル理論入門』（花丘ちぐさ翻訳、春秋社）や、津田真人氏の『ポリヴェーガル理論への誘い』（星和書店）などに、より詳細かつ刺激的な内容が書かれていますので、ぜひご一読ください。

心と体を回復させる

PART 4

restore the mind and body

自分の身体のニーズを知り、適切な回復行動をとろう

14

自分の身体にあった休み方を探そう

どんな方法でもいい！
自分を助けよう！

（自分を助ける行動をコーピングと呼ぶよ）

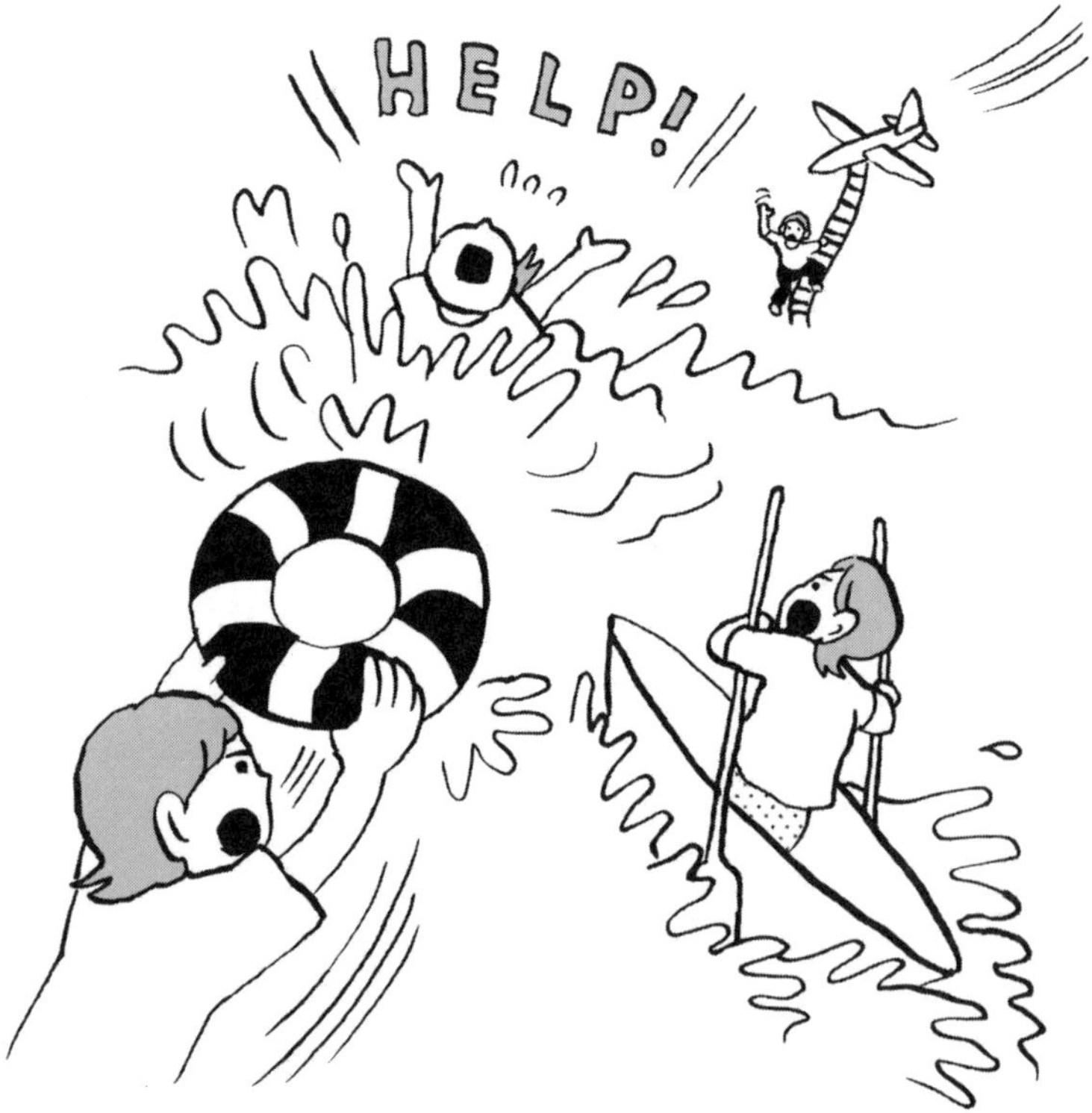

安全・安心の感覚を取り戻す材料を集める「コーピング」

ここからは、「正しい休養行動をとる」具体的な方法について考えていきたいと思います。

自分を助けて回復に導こうとするための行動を「コーピング」といいます。

コーピングとは、前述の「デイリーハッスルズ」を提唱したことでも知られるストレス研究者リチャード・ラザルスが提唱したメンタルヘルスの用語で、ストレスに対応するために意図的に行う「自分助け」の行動のことです。

自分のいまの状態に合わせたコーピングを試みましょう。

まず必要なのは、自分がいま、3つのモードのどこにいるのかに気づくことです。

胸がなんとなくざわざわして落ち着かない、感覚がぴりぴりしている、なんか緊張している、そういったときは「アッパー系(交感神経優位)」にふれています。

逆に、ぼんやりとしていて目が開きづらい、背中もなんとなく丸まっている、といった状態であれば、「ダウナー系（背側系）」にふれています。

ゆったりとして、胸郭が開いていて、息が通りやすく、胸のあたりがすっきりして落ちついている。

そういう状態であれば「腹側迷走神経系」が働いている状態だといえるでしょう。

そして、交感か背側のどちらかに入って抜け出せない状態（炎のモードか氷のモード）であれば、行動方針は大きく2つに分かれます。

- 「逆の方向」に入れるための行動（コーピング）
- 「腹側迷走神経系」に入れるための行動（コーピング）

この2つのアプローチは同時に行われることもよくあります。

順番に説明していきましょう。

「逆の方向」へのアプローチ

まず、「逆方向」に入れるための行動についてですが、アッパー状態に入っているときは「落ち着かせるような」ダウナー方向のコーピングを、ダウナー状態に入っているときは「興奮させるような」アッパー方向のコーピングを、というのが基本方針です。

炎のモードから抜け出す方法としては、次のようなものが考えられます。

- ゆっくりした呼吸をする
- ラベンダーなどの鎮静系のアロマを利用する
- ハーブティーや漢方薬などを利用する
- 心を落ち着かせるような、静かな曲を聴く
- 温かい湯船につかる

・部屋を暗くする

いずれも、オーソドックスな「スローダウン系」のコーピングですね。
従来、交感神経優位な状態から副交感神経優位な状態にするために効果的だとされていたことは、基本的には炎のモードから抜け出すうえで有効だといえます。

また、アッパー系をダウナー方向に入れるのは、医学が比較的得意としている分野です。
「不安を抑える薬」や「血圧を抑える薬」というのは、薬を使って交感神経を抑えているのですね。

一方、「氷のモード」から抜け出す方法としては、

・早めの呼吸をする
・レモングラスなど覚醒系のアロマオイルを利用する

・運動や体操など、身体を動かして心拍数を高める
・サウナや水風呂などで、身体に温度刺激を与える
・エキサイトするようなゲームをしたり音楽を聴いたりする
・太陽の光を浴びる

これらは、どちらかというとアクティブなコーピングになります。

疲れがたまってきて「氷のモードに入りかけている」くらいの人であれば、まだ体力もあるため、交感神経を刺激するようなアプローチでも効果があるでしょう。

しかし、こうしたコーピングは文字通りアクティブなため、そこそこの体力を消費します。

エネルギーが枯渇して「シャットダウン状態」に入ってしまった人には、しんどい内容かもしれません。

というのも、「ダウナー」なモードにも段階があるのです。

「凍りつき」と「シャットダウン」

ストレスが持続的にかかってくると、交感神経だけでなく背側迷走神経系が働いてきます。

この交感神経系と背側迷走神経系がどちらも働いている状態のことを「凍りつき状態」といいます。

緊張もしながら、一部でぐったり（弛緩）もしている状態です。

まだ働くことはできますが、徐々に頭が働かなくなってぼんやりすることが多くなり、パフォーマンスが落ちてきます。

この段階でコーピングに入れれば、回復にもそこまで時間はかからないでしょう。

交感神経とは、いわばエンジンの回転数を上げてストレスに対処しようとするモードなので、エネルギーを多く消費します。

エネルギーが枯渇してしまったら、もはや交感神経を使うことができなくなって、背側迷走神経系だけが働いている状態になり緊張はなく、ただ「ぐったり」と弛緩しています。

これが「シャットダウン」です。

セリエが言うところの「疲憊期」であり、こうなると、ちょっとやそっとでは抜け出せなくなってきます。


度重なる対人関係ストレスや傷つき、疲労の蓄積が背景にあって、防衛としての背側迷走神経が優位な状態が続き、「どうしても動けない」「やる気が出ない」という人は、おそらく「シャットダウン」に入っており、簡単には氷のモードから抜け出すことができません。

安心の感覚も失われてしまっているでしょう。

そうした場合には、活動性を落とすだけではなく、腹側迷走神経系に入れていくアプローチが必要です。

15

「腹側迷走神経」が働くことで身体的な安心感を感じやすくなる

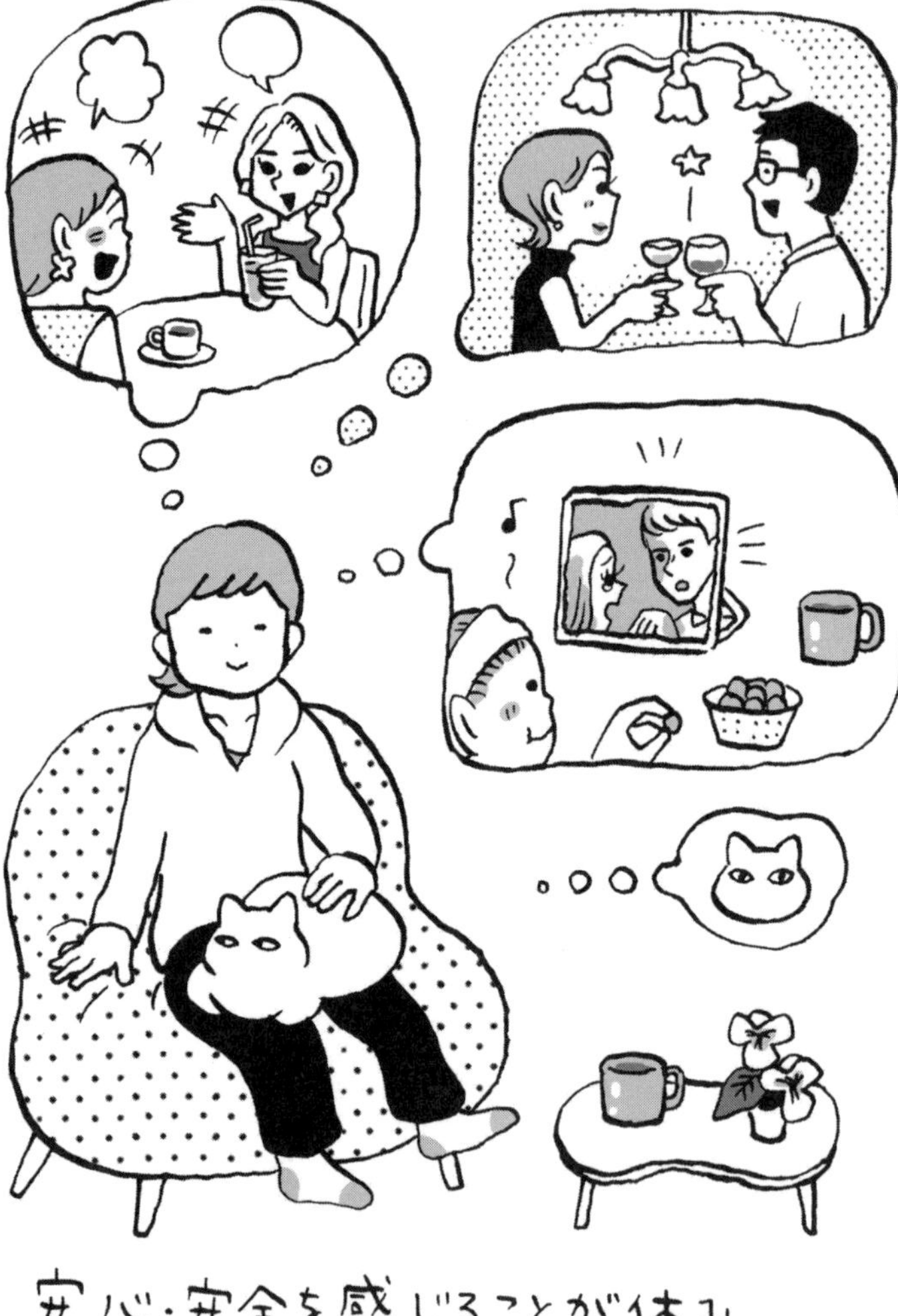

安心・安全を感じることが休み

腹側系へのアプローチ

腹側迷走神経の機能の真髄《しんずい》は「指揮者」です。

指揮者が機能していれば、演奏のリズムや各パートのバランスが保たれるように、腹側系が働いてさえいれば、環境の変化に応じて交感神経系・背側系の自然な切り替わりが保たれ、交感神経に入りっぱなし（炎のモード）、背側系に入りっぱなし（氷のモード）にはなりません。

必要に応じて、交感神経系、背側系を使い分け、健全なゆらぎのバランスが取れている状態になります。


つまり、よくいわれる「自律神経失調」とは、腹側系がうまく働いていないせいで、指揮者がいないオーケストラのように自律神経のリズムが失われ、バランスを欠いている状態、ということになります。

なお、腹側迷走神経は顔や首周り、気管支、心臓などに分布し、単独では働かず、仲のよい脳神経とグループを組み、表情や咀嚼《そしゃく》、飲み込みなどをコントロールしています。

なので、腹側系が働いていないときは、以下のようなことが起こります。

・聴覚のフィルターが働かず、他人の声を聴いたときの緊張感が増し、安心を感じにくい
・顔面を動かす筋肉が動きづらく、表情が乏しくなり、コミュニケーションをとりづらい
・喉の違和感を感じ、声を出しづらかったり、息がしづらい
・咀嚼が減り、唾液腺の働きが弱まり、ものが飲み込みにくい

そして、これら腹側系の神経のグループがフル稼働して活躍するのがコミュニケーションの場面です。

私たちは、友好的なコミュニケーションを取ろうとするとき、穏やかな表情を浮かべ、声の抑揚や顔の角度などによって、「自分は味方である」というサインを送

ります。

　相手からも、同じように「味方だよ」というサインを受けることができれば、身体は「この相手は安全だ」と判断し、危機のときに反応する交感神経を抑え、心拍数が下がります。

　この「腹側迷走神経による心臓へのブレーキ」によって、安全・安心の感覚が身体レベルに落とし込まれるのです。

　もし相手が「危険な人」だと感じ取ったら、交感神経が働いて心拍数は上がるはずですが、その人とのコミュニケーションを通して「心拍数が下がった」わけです。


　その身体的な情報を、今度は脳がキャッチして、中枢に届けます。

　そうなると、より腹側迷走神経のグループの脳神経が活性化し、声や表情がますますリラックスしていくと同時に、「安全・安心」の実感が深まっていきます。

　コミュニケーションの入口としての「顔（表情や声）」と「心臓」がつながっていることの重要性を、ポージェスは強調しています。

　腹側迷走神経とその仲間の脳神経（顔の表情や聴覚、飲みこみ、首の動きを司る神経たち）は、まだ我々がエラ呼吸だったころに、エラを共同で動かしていた神経のグループであり、進化的には「昔なじみ」です。

そのため、グループのうち一つの神経が刺激されると、腹側系のシステム全体が活性化するのです。

ですから、

・穏やかな表情を作ったり、首を傾げること
・よく噛んだり、ものを飲み込んだりすること
・歌を聴いたり、歌ったりすること
・抑揚をつけて、会話を楽しむこと

これらの行動はすべて、腹側迷走神経のシステムをオンにして、身体的に安心感を感じやすくなるコーピングとなりえます。

みなさんには、会ったり話したりするときにあまり緊張しなくて、関わっている

となんとなく落ちついてくる、という人はいるでしょうか？
たとえば、以下のような人が挙げられるでしょう。

「元気がないときに会っても、『また会いたい』と思えるような人」
「自分を繕《つくろ》わなくていい（防衛コストを一切払わなくていい）ほどに安心な人」
「あなたに要求したり、ジャッジしたりしない人」
「強い言葉や強い感情をあらわにせず、落ち着き払っている人」
「人間の『闇』の部分に理解があって、寛容な人」

このような人は、多くの言葉を語らなくても、あなたの話をただ聴き、存在を受け容れているというサインを与えてくれている人なのではないかと思いますし、そういう人とのコミュニケーションによって、腹側系が刺激されているはずです。
また、腹側迷走神経系に限らず、「迷走神経を刺激する」という行動は、コーピングとして非常に優秀であり、いろいろな医学的治療に応用されています。

16

「迷走神経を刺激すること」は病気の治療にも使われている

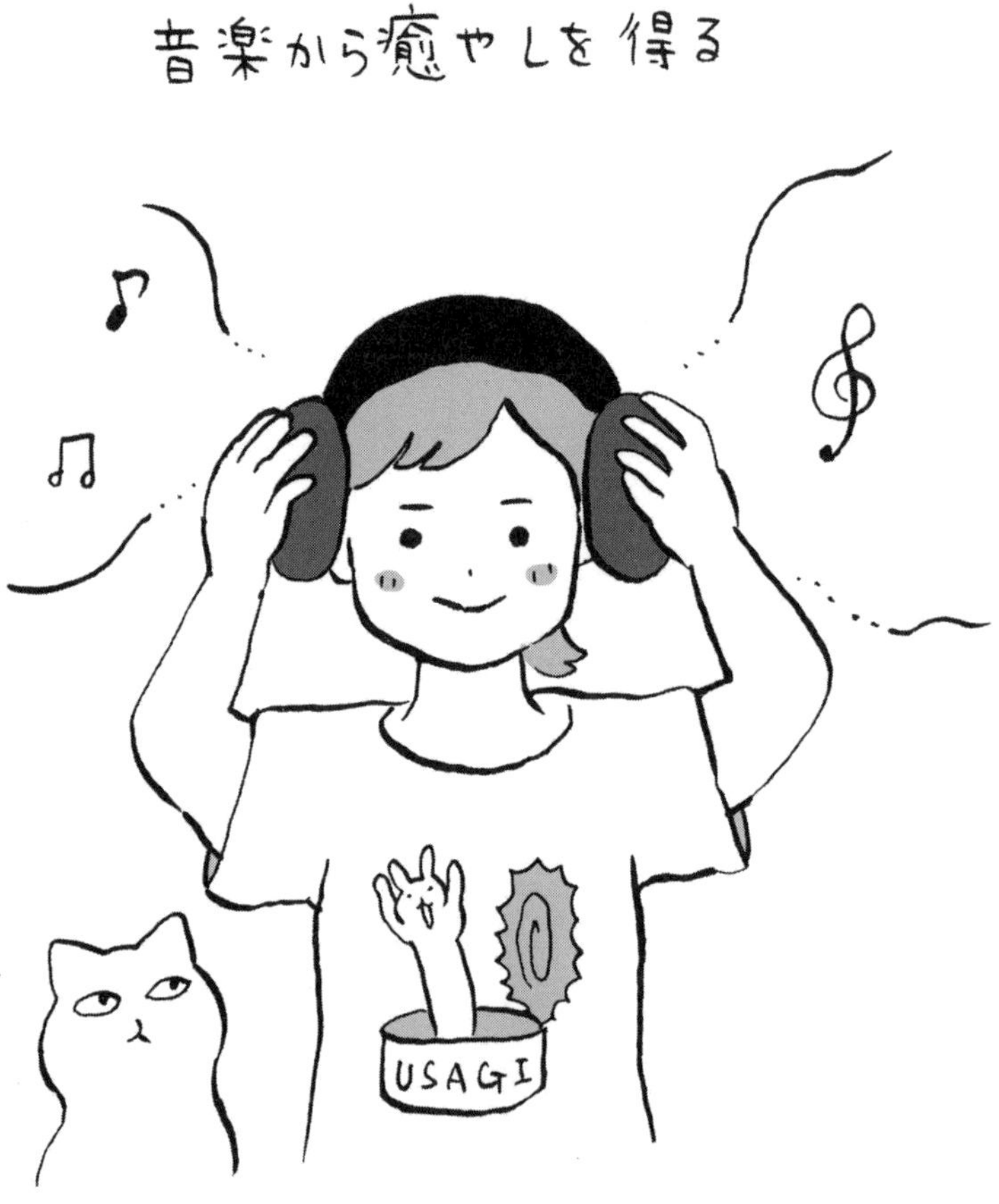

迷走神経刺激という「治療法」

医学の分野では、さまざまな病気を治療するために、「迷走神経を刺激すること」が効果的であることがわかってきています。

首に電極を入れて、迷走神経を電気で直接的に刺激することによって、「てんかん」という病気を治療する方法があり、これは保険適応にもなっています。

また、皮膚からの電気刺激によって、難治性のうつ病や片頭痛の改善につながることが判明していて、海外では治療法として認可されています。

耳たぶからの電気刺激によって、心房細動という不整脈を改善する方法も注目されています。

ほかにも、心不全や肥満症などに対しても効果があるかもしれないということで、積極的に研究が進んでいます。

さらに、動悸が起こったときなどに、目をゆっくり1~2分くらい軽く押さえると、心拍数が下がって落ちついてくることが知られています。

これは「眼心臓反射」といって、目の奥の迷走神経を刺激してダウナーにもっていく方法です（効果が強すぎたり眼を痛めたりすることがあるので、強く押さえるのは危険です）。

いま挙げたものは基本的に、背側迷走神経への刺激になりますが、腹側迷走神経系への刺激もあります。

もっとも有名なのは、ポージェス自身が開発にも関わっている「ＳＳＰ（セーフ・アンド・サウンド・プロトコル）」という音楽プログラムです。

特殊加工した音楽を聴くことによって、ストレスや聴覚過敏を改善するというユニークなもので、エビデンスも蓄積されています。

前述のように、腹側迷走神経系がうまく働いていないことで、人の声を聞き取りやすくするために聴覚のフィルターの機能がうまく働かず、「音を過剰に感じて不快に感じる」「物音の中で相手の声が聞こえにくい」などの症状が生じ、これが聴覚過敏や、他人の声を聴くことによって受けるストレス・不安の増加につながっているケースがあります。

そこで、特定の周波数だけを遮断した音楽を聴取してもらうと、その音域を、耳が「より聴こうとして」神経や筋肉を調整し、フィルターの調整不全を改善します。その結果、感覚過敏やそれに関連するストレス・不安が軽減され、安心感が増すというわけです。

聴覚からのアプローチによって、腹側迷走神経を刺激する方法ですね。

SSPのような特別な加工がなくても、音楽によって人が癒やしを得ることに異論を唱える方はいないのではないかと思います。

なお、ポージェスはジョニー・マティスという歌手についてよく言及しています。その歌声は穏やかにささやくようで韻律に富み、母親の子守唄のような安心感を与え、防衛反応のスイッチをオフにすると語っています。

私たちは、高周波で抑揚に富んだ音声には神経レベルで安心を感じ、逆に低周波の音声を聴くと猛獣などの捕食動物を連想し、危険を感じるようになっています。

こうした法則をヒントに、自分が落ち着くような、お気に入りの「腹側ソング」を集めて聴くのは、とても良いコーピングになるでしょう。

17

首から腹側迷走神経を刺激し、緊張感をゆるめるエクササイズ

①頭の後ろで両手を組む

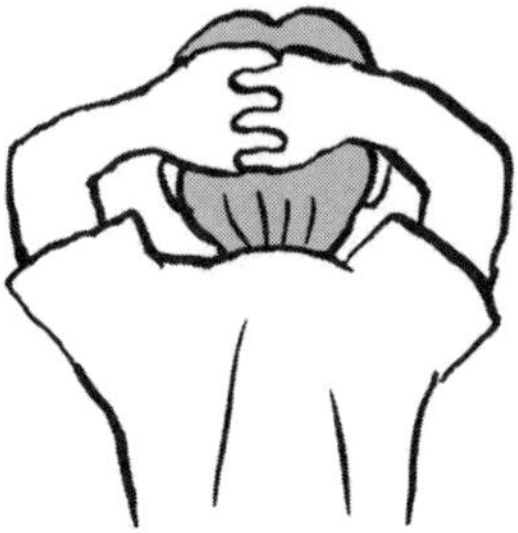

②右を見る

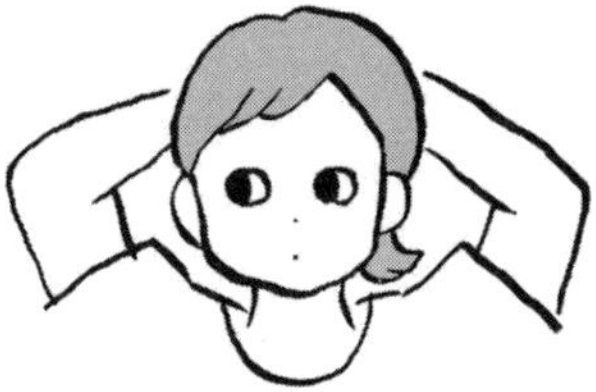

③左を見る

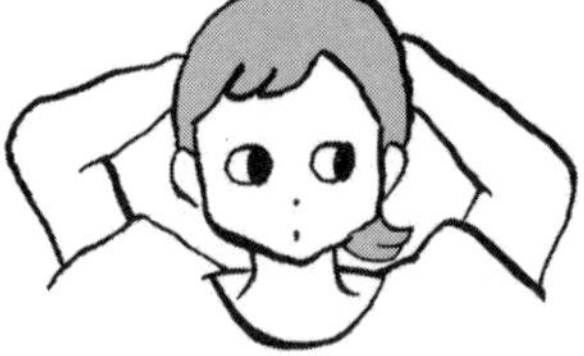

腹側迷走神経系を活性化させよう

ここでは、簡単なエクササイズによって腹側迷走神経系の活性化を試みる方法をお伝えします。

これは、世界的なボディセラピストであるスタンレー・ローゼンバーグが著書や動画で紹介している、もっとも基本的なエクササイズで、私も臨床でよく活用しています。

慢性的な頭痛のある方にもおすすめです。

まず、頭と首の可動域や痛み、こわばりなどを確認します。

頭を右に、気持ちよく動かせるだけ回したら、中央に戻し、いったん休んでから、左にぐるっと回し、「左右それぞれにどのくらい回せるか」「痛みやこわばりはないか」などを確認します。

また、エクササイズの前に水を一口飲み、飲み込んだ水の感覚を「どこまで追えるか」を確認してみてください。

のどの途中まででしょうか？

食道のあたりまででしょうか？

胃のあたりまで追えたでしょうか？

それも覚えていてください。


次に、以下の手順に従って、エクササイズを行います。

①左右の手の指を組みます。

仰向けで行うのが理想的ですが、椅子に座ったまま、もしくは立ったままでもかまいません。

②手を後頭部の後ろに置きます。

指で頭の重さ、頭蓋骨《ずがいこつ》の硬さを感じ、後頭部で指の骨を感じましょう。

肩がこっていて、後頭部の後ろに両手を持っていけない場合は、片手の指と手のひらを後頭部の両側につけるだけで大丈夫です。

③頭を固定したまま、目だけを動かして右を見ます。

④目だけで右を見続けて30〜60秒たつと、つばを飲み込みたくなったり、あくびが出たり、ため息が出たりします。

これは、体がリラックスし始めた合図です。

なお、普通の呼吸と違い、体がリラックスして出るため息の場合、息を吸った後、吐く前に、二度目の吸気が続きます（普通の呼吸の場合は、息を吸った後、すぐに呼気が続きます）。

⑤目を中央に戻し、まっすぐ前を見ます。

⑥頭を固定したまま、今度は目だけを動かして左を見ます。

⑦つばを飲み込みたくなったり、あくびが出たり、ため息が出たりするまで、やはり左を見続けます。

以上がエクササイズの手順です。

①〜⑦までを行った後、再び頭と首の可動域や痛み、こわばりなどを確認してみましょう。

エクササイズを行う前と後で、変化はあったでしょうか？

また、エクササイズの前後で、水を飲んだときにその感覚をどこまで追いかけられるかが変わったでしょうか？

「緊張がほぐれて、なめらかになった」とか「エクササイズの前は、水の感覚が食道くらいまでで消えてしまっていたけれど、エクササイズ後は、胃の下のほうまで追えた」という方が多いのですが、それは神経系が腹側モードに切り替わった合図といえます。

このエクササイズは、視線を動かすことで首の筋肉を軽く刺激し、腹側グループの一部である「副神経」という脳神経を活性化させ、そこから腹側系のシステム全体をアクティブにするアプローチであると考えられています。

ぜひみなさんも試してみてください。

18

「いま、ここの感覚に戻る」ための技術

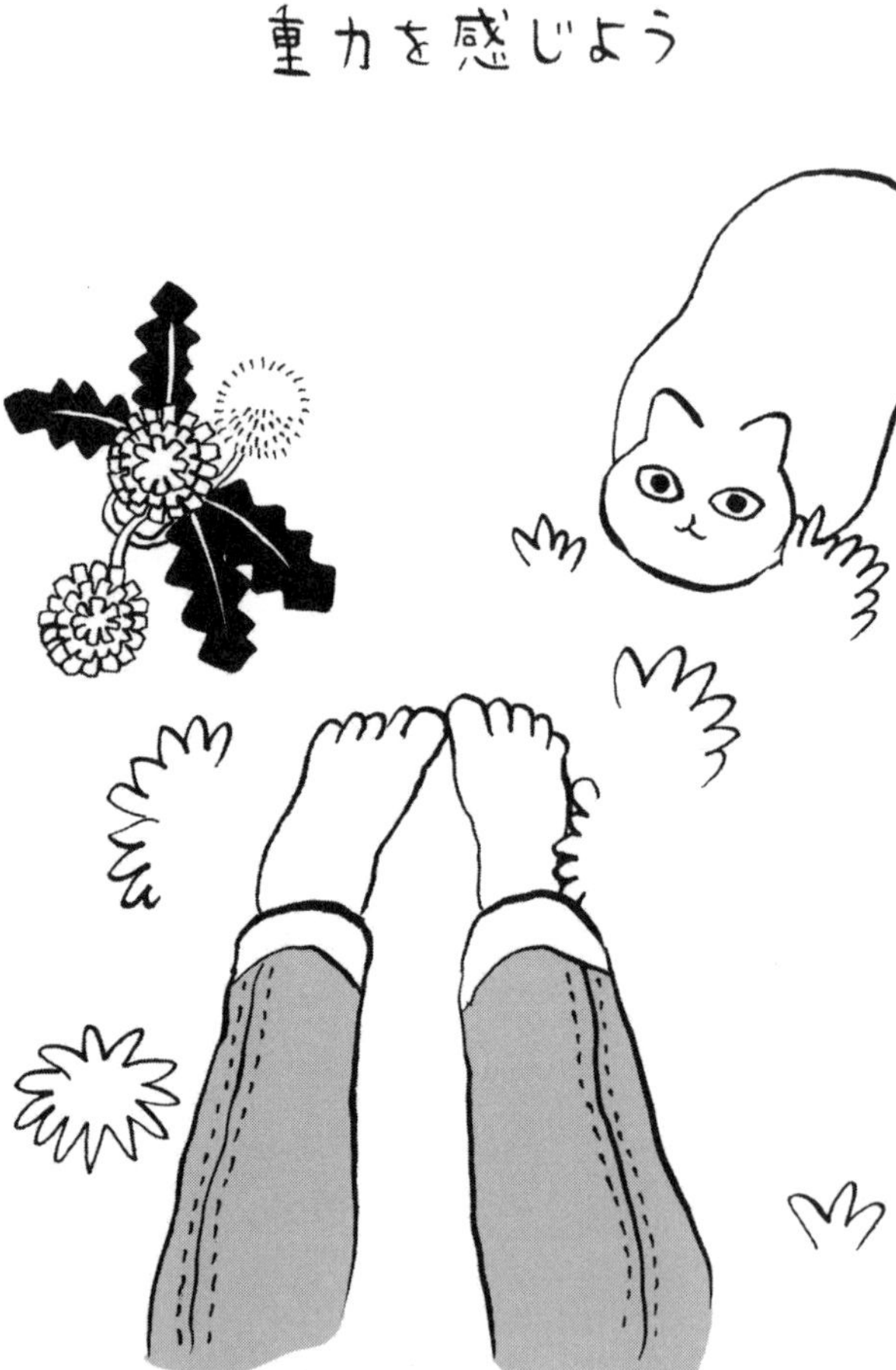

グラウンディングのやり方

グラウンディングとは、いろいろな心理療法で用いられる「いま、ここの感覚」に戻ってくるための技術のことで、文字どおり「地に足がつく」感覚を目指していくものです。

安全の感覚を強化するため、トラウマを治療する際の初期段階でもよく用いられています。

たとえば、こんな方法がよく用いられます。

・椅子に座っている座面に意識を集中する
・靴を脱いで、足の指の付け根のところで床を「ぐっ」と押し込んでみる
・木片や金属片などの硬いものを握りしめ、手応えを感じる
・毛皮やぬいぐるみなど、手触りがいいものを撫《な》でる

・バランスボード（乗るとぐらぐらする板）に乗ってみる
・裸足で砂浜や土、芝生などの上を歩く

足を使ったグラウンディングのキーポイントになるのが、「重力を感じる」ということです。

足の裏の接地面に全身の重みを感じたり、歩くとき一歩ずつ地面を踏みしめながら歩いたりすることで、「地に足がついていない」状態から戻ってくることができます。

現代に生きる私たちは、あらゆる情報に注意をとられ、無意識にあれこれと思考を巡らせ、常に頭を使っている状態です。

身体感覚に注意を向ける機会が少ないからこそ、意識的にそれを行なっていくことがとても大切なのです。

ちなみに、重力やバランスの感覚は、耳の奥にある前庭神経が担当しています。

この神経は、ポージェスが提唱している腹側系のグループに入っているわけではなく、厳密には「腹側への刺激」と言えるかどうかは議論の余地が残るところなのですが、「地に足がついている」という感覚は安全・安心の感覚そのものであり、非常に関連が深いものだと考えています。

やってみる前と後で、「身体の内面の感じ」の変化を感じ取ってみるとよいでしょう。

この「身体の内面の感じ」を感じられるようになることがどれだけ大事か、というのを次項からお伝えします。

19

「身体のニーズ」を上手にキャッチする方法

「水を一口飲む」で
自分のコンディションがわかる

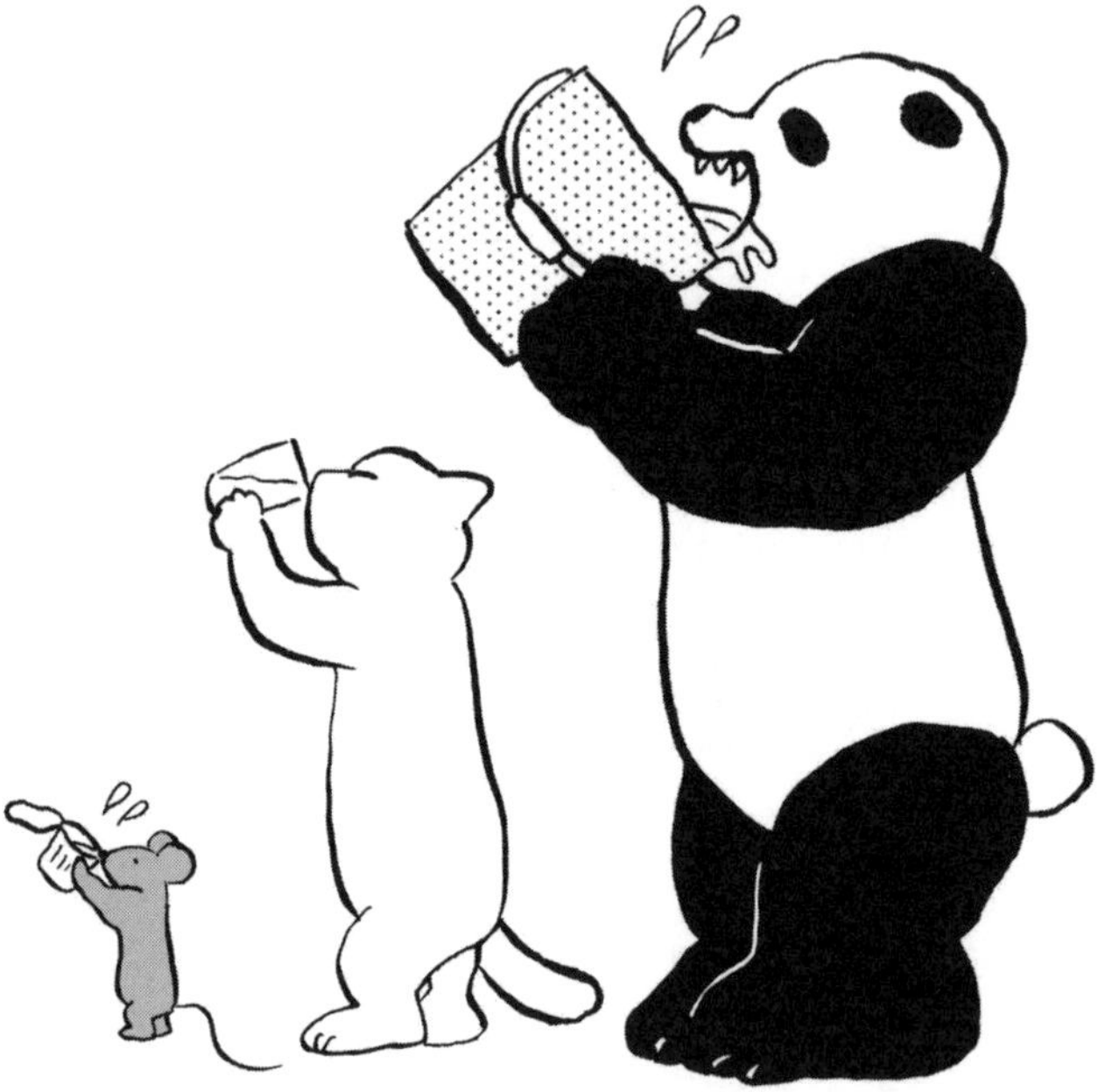

「内受容感覚」は身体のニーズそのもの

うまく休むためには「身体のニーズ」に気づいてあげることが大事であり、そのためには身体感覚に意識を向ける機会をもつ必要があります。

ここでは、「身体のニーズ」のキャッチの仕方について、もう少し詳しくお話ししましょう。

たとえば、自分の体調に気づき、ケアしてあげる視点は重要だと思います。

頭が痛い、風邪を引きやすい、お腹を下しやすいといった身体の症状に気づいてあげるのはもちろんですが、首がこっている、腕が張っている、腰が重いといった身体の部位別のコンディションに気づいてあげるのも、大切なことです。

ここで、さらに「身体のニーズ」として、重要な概念を紹介したいと思います。

それが「内受容感覚」です。

内受容感覚とは、「心臓がどきどきする感じ」「背筋がぞっとする感じ」「胃がきゅっとする感じ」「食べ物を飲み込んだときの食道が押される感じ」といったような、身体の内側の感覚のことで、「内臓感覚」とも呼ばれます。

外の世界に五感を通じて触れて得られる情報が「外受容感覚」であり、自分の内側からの情報が「内受容感覚」なのです。

なぜ内受容感覚が重要かというと、内受容感覚が感情の根源にあるものであり、人の幸福感や安心感に直結する感覚だからです。

それだけでなく、経験をもとにした直感的な意思決定の精度にも大きく関与しています。

内受容感覚が適切に機能していないと、不安や抑うつを感じやすくなったり、さまざまなストレス関連疾患や生活習慣病にかかりやすくなったりすることが知られ、脳神経科学の分野で大注目されています。

そして、この全身からの内受容感覚が、脳の「島皮質」という場所に集まってくることで、「私が私であるという感覚」（自己感）が生まれていることもわかってきました。

氷のモードに入っているときには、内受容感覚は感じにくい状態になっています。「私が私であるという感覚」を弱くすることで、つらい感情を「他人ごとのようにして」ぼやけさせる防衛反応だからです。

逆に、腹側迷走神経系がしっかり働いていると、内受容感覚をしっかり感じることができます。

ローゼンバーグの基本エクササイズの紹介で、「水を一口飲み込んでみて、飲んだ水の感覚をどこまで追いかけられるか」についてお話ししましたが、この、飲み込んだ水がのどや食道、胃を通っていく感じというのはまさに「内受容感覚」です。

たとえば、朝起きたときに水を一口飲み、それをどこまで追えたかによって、その日の自分のコンディションがある程度わかるはずです。

内受容感覚を感じ取る練習

まずは、身体の内側にしっかりと注意を向ける、ということをやってみましょう。

意識研究の第一人者である神経外科医スティーブン・ローレイズによれば、五感を通じて自分の外側の世界にばかり意識を向けていると、自分の内側に起こっていることにまったく気づけなくなってしまうそうです（逆もまたしかりですが）。

私たちは、いつも他人の視線やら環境の変化やら、自分の外のことにばかりに気を取られていて、自分の内側に目を向ける機会が少なくなりがちです。

まずは興味を持って、頭のてっぺんから足の先までじっくりと自分の身体の内側に注意を向けてみましょう。

「ここが緊張しているな」とか、「ちょっと違和感を感じる」という部分はあるでしょうか。

もしあれば、その部分に対してねぎらいの気持ちを向けてみて下さい。


内受容感覚のトレーニング方法もあります。

現在もっとも使用されているのは、「自分の心拍数を数える」というものです。

といっても、直接手首や心臓に手を当てて脈を測るのではなく、まず自分の心拍数を予測します。


たとえば、40秒の間に35回の心拍を感じたと予測します。

次に、スマホやパルスオキシメーターなどで実際の脈拍を測り、仮に50回だったとしたら、「実際の心拍数と予測との差」を「実際の心拍数」で割ってエラー率を算出します。

この場合だと、「(50－35)／50」でエラー率は30％です。

エラー率が30％を下回るようであれば、内受容感覚は平均よりも高い、ということになります。

このように、「自分の内面をスキャンして、内受容感覚をキャッチする」ということをやっていくと、身体との関係は必ず良好になっていきます。

他の人のことばかりに時間を使うのではなく、こういった「自分とつながる」ための時間を、ぜひとも確保してあげてください。

本当の「休み方」を知るための第一歩は、自分自身の身体のニーズに丁寧に目を向ける時間を持つことだと、私は思います。

たとえば食事にしても、一週間に一食でもいいので、「自分の身体は今、何を食べたがっているのか」を考え、食べるようにしてみてください。

食べるときも、できればスマホを置いてゆっくりと咀嚼し、じっくり味わって食べる機会をつくることも大切だと思います。

気がつくと私たちの食事は「低糖質で高タンパク」とか「ＳＮＳ映えメニュー」とか、食事ではなく「情報」を摂取していると言っても過言ではない状況になっています。

それは決して悪いことではないのですが、頭が求めていることと身体が求めていることは、得てして違います。

「今日はこれの気分かなあ」と、身体に聴くことにトライしてみましょう。

20

「社会的な自分」の言葉ではなく、「わたし自身」の言葉を取り戻す

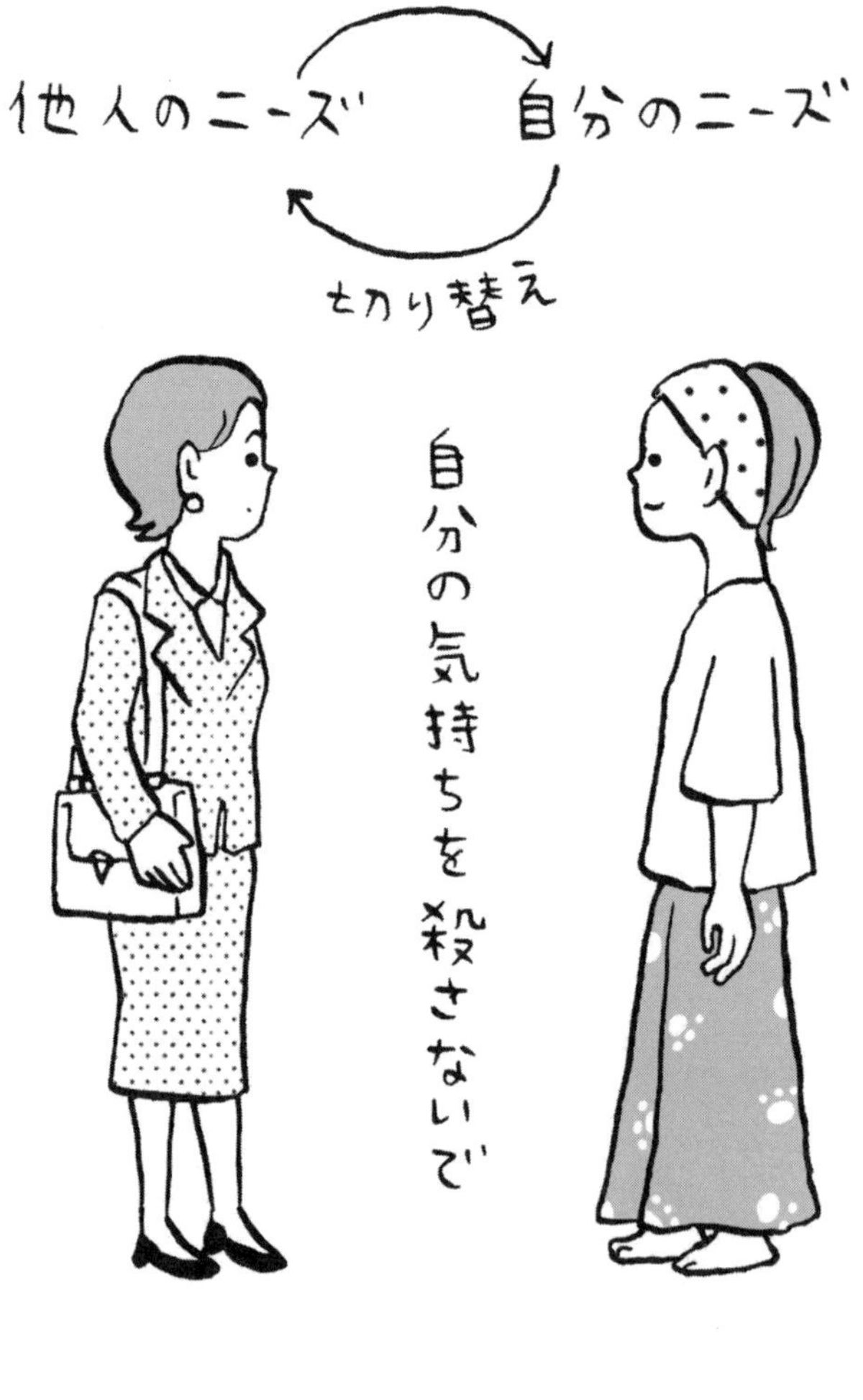
他人のニーズ
自分のニーズ
切り替え
自分の気持ちを殺さないで

内受容感覚は、過剰適応から抜け出すヒントにもなる

本書の冒頭で「過剰適応」について述べましたが、多くの人がいま、社会の中で与えられた役割にがんじがらめになっています。

私たちは社会の中で生き延びるために、必要な知識や常識、相手の表情など、ありとあらゆる情報を読み取り、もっとも好ましいであろう「最適な自分」を演じています。

そのコミュニティの中で良しとされる常識や暗黙のルールに支配され、定型的な思考パターンにはまっているのです。

しかし、私たちは社会的な存在である「ニンゲン」であると同時に、生物としての「ヒト」でもあります。

社会的な役割、周囲のために「こうでなければならない」こととは離れた、生物としての自分に基づいた欲求や主張や言い分が、もともとあったはずです。

「社会的な自分」の言葉ではなく、「わたし自身」の言葉を取り戻していく。
そのために必要なものが「内臓感覚」である、と言ったのは、カウンセリングの神様と呼ばれる臨床心理学者カール・ロジャーズでした。

ロジャーズは、一人ひとりが自分の「内臓感覚（内なる実感）」に従い、自由に生きることを徹底的に尊重しました。
自分の実感以上に信頼できるものなど何もなく、それ以外は恐れるに足りない。学校や職場に「適応」することなど、とるに足らない些細《ささい》なことだとして一蹴《いっしゅう》したのです。

ロジャーズのカウンセリングにおいて、人が、より自分らしい自分を模索して生きる時、（社会内の定型的な思考パターン）に従ってものを考えるのをやめる。その代わりに、みずからの「内臓感覚」に従ってものを考え、判断して、生きるようになるのである。（中略）それは、そのほうが、はるかにより賢明に生きることができるようになるからである。つまり、「内臓感覚」は貴重な情報をもたらす

「知の源泉」の一つである。
（諸富祥彦『カール・ロジャーズ　カウンセリングの原点』〈角川書店〉より）

内臓感覚に従うとは、知性や理性を捨てて「野生に帰れ」という態度ではありません。

そもそも理性の役割とは、「それが重要なことかどうかの価値を判断する」ことです。

ただ世間の価値観に従って、合理的・効率的に生きていくことが理性的なわけではありません。

「動物としての内臓感覚」の知性の重要さも同時に見つめながら、他者・社会と生きていくために必要なことと折り合いをつけていくのが、真に理性的な生き方といえるのではないでしょうか。

21

つながる相手は人じゃなくていい

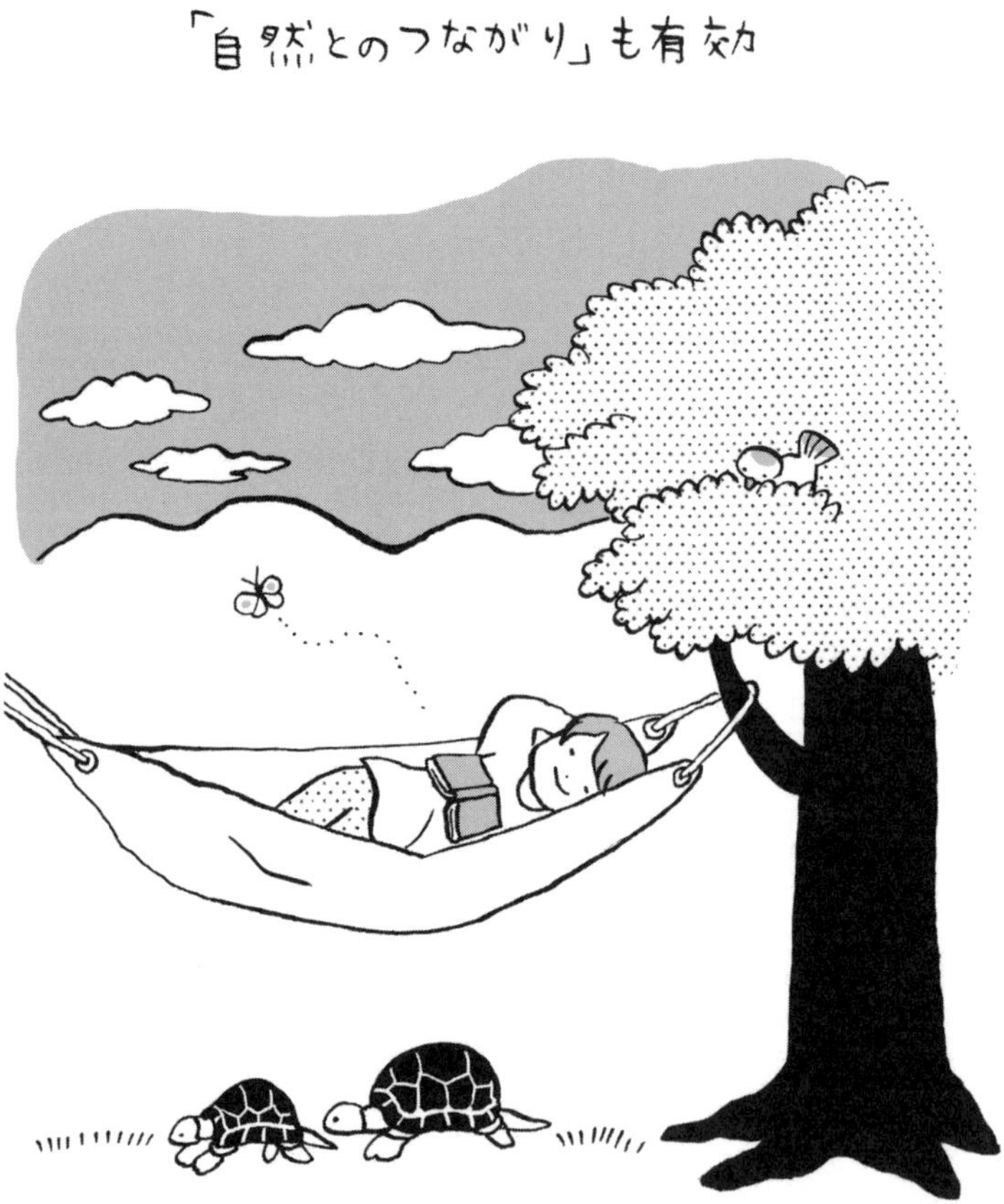

自然、自分自身、美術……あらゆるところに「つながり」はある

これまで、腹側迷走神経系や安全・安心の感覚、コミュニケーションやつながりの重要性についてお話してきました。

信頼できる人の穏やかな笑顔や声は、腹側系を心地よく刺激してくれるものです。しかし、他人とつながることに抵抗感がある人も、おそらくいらっしゃるでしょう。

その場合、つながる相手は必ずしも人でなくてもかまいません。

「つながり」のあり方とは、もっともっと多様なものなのです。

たとえば、ペットなど体温のあるものに触れたり、思い入れのあるぬいぐるみや、

『ピーナッツ』のライナスのように、慣れ親しんだ毛布を抱きしめたりすることでも、「つながり」や「安心」、「心地の良さ」を感じることはできます。

また、自分が大きなネットワークの一員である、という感覚を得られることは、人間の幸福感に直結するものです。

これを「共同体感覚」といいますが、自らが全体の一部であって、全体とともに生きていることを実感することに、なにか心強く、安心するものを感じるというのは、自然な感覚ではないかと思います。

たとえば、風を感じながら自然が豊かなところを散歩したり、言葉を失うような絶景を目の当たりにして畏怖《いふ》しているとき。

そこには「自然とのつながり」を感じることができるでしょう。

ヨガやマインドフルネス、スポーツや前述のグラウンディングなどを通して、自分の身体と向き合って声を聴こうとすれば、自分と身体とのつながりを感じることができます。

あるいは、美術館で、ある絵画に目を奪われる。

じっと眺めて、時を超えて絵画の中に存在する、人々の生活や作者の心情に想いを馳《は》せる。

または、歴史的な建造物に感動し、その建物が過ごしてきた悠久《ゆうきゅう》の時を感じる。

そして、それを大切に維持してきた人たちの歴史を感じる。

自分もまた、連綿と続く歴史の中の1ページであることに気づく。

亡くなってしまった大切な人の存在を想い、「きっとあの人が見てくれているから、この仕事は手を抜けないな」とか、「今も見守ってくれているかもしれない」と感じること。お墓参りに行って近況報告をしたり、祈ったりすること。その人との想い出の場所を訪ねたり、形見やゆかりのある品を大切に扱うこと。

これらも大切な「つながり」のあり方であり、私たちにじんわりと生きる力や癒やしを与えてくれるものだと思います。

22

生きるのがつらいとき、「支え」てくれたものはなんだろう

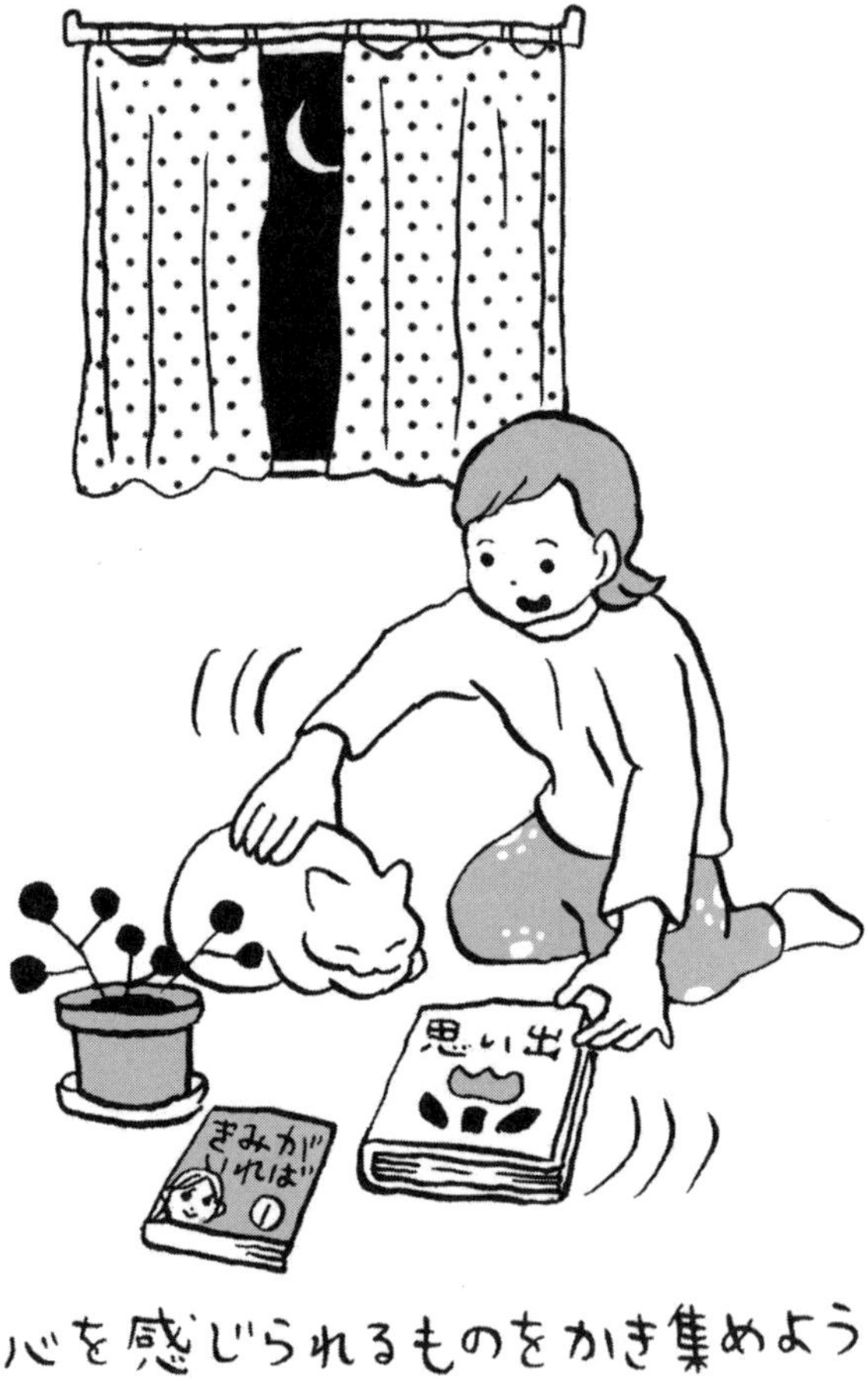

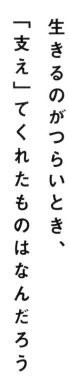

安心を感じられるものをかき集めよう

安全・安心の種となる「リソース」を集めよう

いままで生きてきた中で、大変なこと、つらいことがまったくなかったという人は、おそらくいないだろうと思います。

しかし、それでも生きてこられたのは、嵐の中にあっても雨宿りができるような瞬間や、生きることを楽にしてくれる「支え」のようなものがあったからではないでしょうか。

たとえば、大好きなぬいぐるみ。
何があっても優しくしてくれた友人。
常に励ましてくれた先生の言葉。
自分の痛みをすくいとってくれた歌。
勇気がもらえるようなアニメ……。

気休め程度のものもあれば、「命綱」というべきレベルのものもあったかもしれません。

このような、その人の安全・安心の糧となるようなものを「リソース」といいます。

リソースのことを思い出したり、感じたりしているとき、胸やお腹のもやもやした不快感が解けたり、筋肉の緊張がほんの少し緩んだりします。

「人生の大変な局面で心の支えになってくれたものは何だったか？」

「大変だったけど、なぜここまでこれたのだろうか？」

「自分は何によって救われてきたのか？」

こうした、自分自身への質問は、自らがこれまで頼りにしてきたリソースに気づくために有用です。

みなさんも、ぜひご自身にとってのリソースが何であるかを考え、それらを思い浮かべてみてください。

あるいは、実際に触れてみて、自分の身体の中に何が起こるかに意識を向けてみてください。

ほっとしたり、みぞおちのあたりが緩む、とか、お腹のあたりがあたたかく感じる、というような身体の感覚の変化を感じられたりするかもしれません。

それをしっかりと体感することができれば、安全・安心を感じる神経の基盤はまた少しレベルアップするでしょう。

23

私たちから「人や社会に安全・安心を感じる」という回路が失われることはない

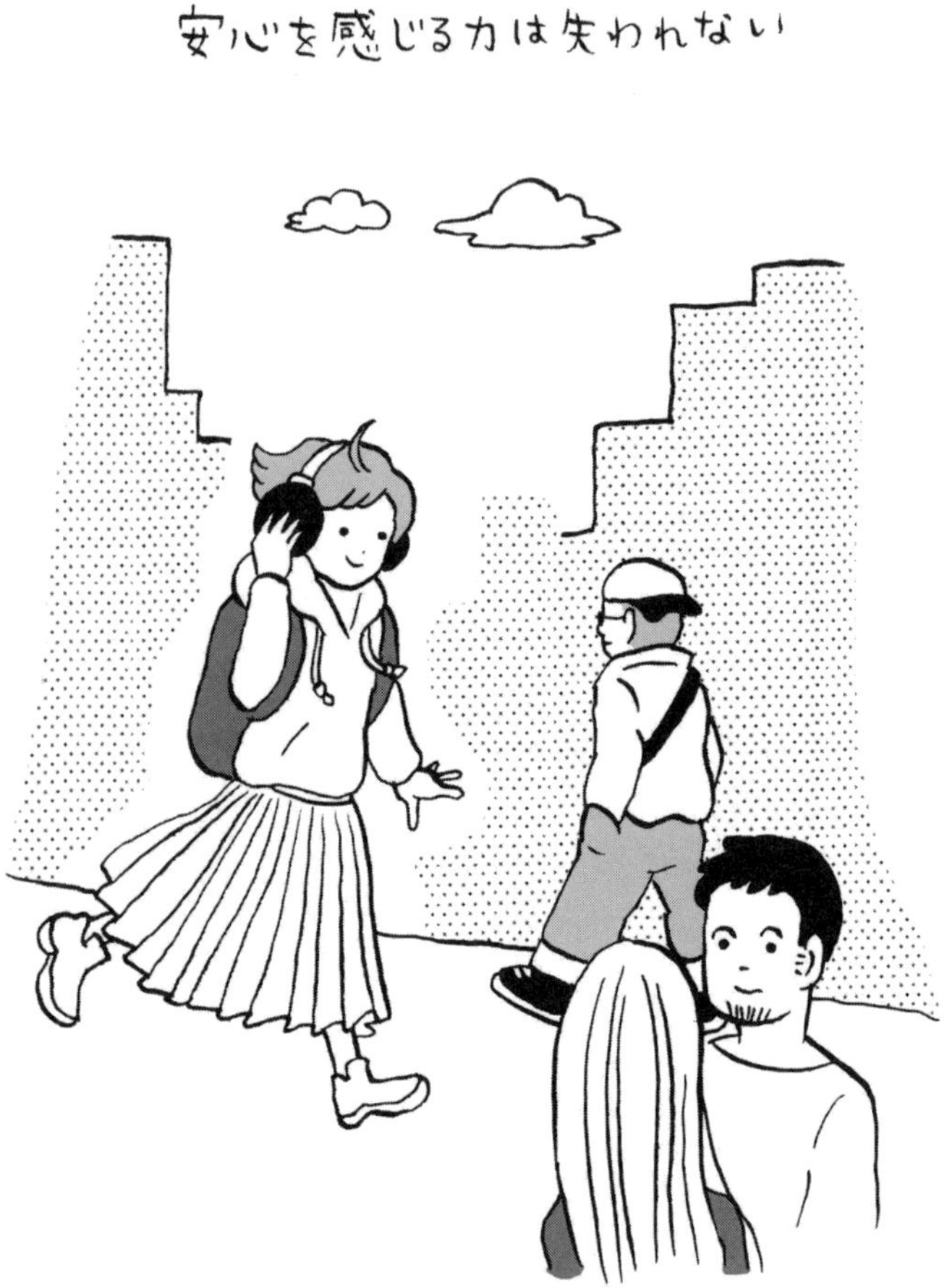

私たちの神経は可変性があり、一生を通じて変化していく

PART3でお話ししたように、腹側迷走神経が発達しているのは、ほ乳類だけです。

特に人間は、生まれると同時に誰かの保護を受けなければ、生き延びることすらできません。

「つながり」を持つことは我々にとって必要不可欠であり、他者との交流・社会形成を促進するために、種としての新しい生存戦略の要として腹側迷走神経系が発達していったのです。

ところが、さまざまな要因により、現代社会では、他者と距離をとり、他者や社会とつながりを持つことに回避的になっている人が増えています。

それだけ、他者から受ける負の影響、傷つきが深いものであるということの証左

でしょう。

人間関係はますます繊細に、難易度の高い『ムズゲー』になっていっていると思います。


しかしながら、つながりを回避し続けながら生きることとは、社会性を持つことを生存戦略の要としてきたほ乳類に刻まれたプログラムに逆らうことにもなります。

生物として埋め込まれた先天的な「つながりたい」と、傷つき体験などによって後天的に身についた防衛としての「つながりたくない」がぶつかり合っていることが、現代の生きづらさの一つの形なのではないかと思っています。


少なくとも、生来的に「安心」や「つながり」が不要だという人はいません。

さまざまな環境的要因により、他人や社会に対する不信が積み重なって、安全・安心を実感しづらくなってしまっているのかもしれません。

しかし、我々の種として備えられた神経系は、そんなにヤワではありません。

私たちから「安全・安心」を感じる神経の基盤がすべて失われているわけではな

いのです。

そして、私たちの神経は可変性があり、一生を通じて変化していく力があることもわかってきています。

社会生活人間関係に疲れ傷つき、「誰とも接したくない」「二度と他人を信じられない」「もうあんな世界（人間関係の世界）で生きていたくない」と思っていた人であっても、本当に自らの癒やしになる安心やつながりを得て、「生きててよかった」と感じるようになることも、決して珍しいことではありません。

そのような状態を目指していくことが、幸せになるための唯一無二の方法だと言うわけではありませんし、強制したいわけでもありません。

しかし、生物として神経レベルで携《たずさ》えられている「安心を感じる力」というのは決して失われてはいないし、育むこともできるということは、ぜひ心に留めておいていただきたいと思うのです。

心と体を回復させる

PART 5

restore the mind and body

新しい自分が見つかる「BASIC Ph」の話

24

世界の見方が変わるBASIC Ph

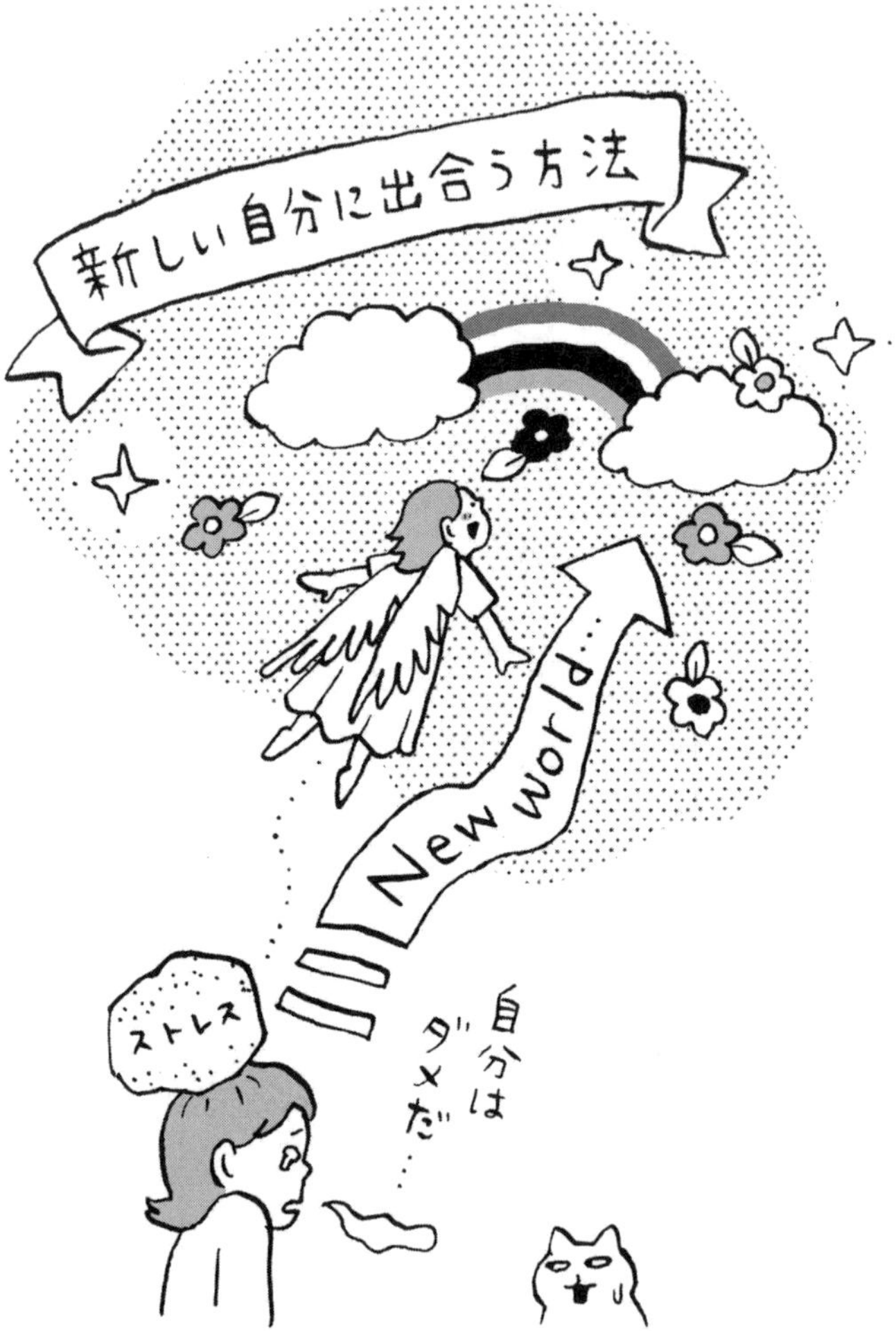

本書では、いままで、

・自律神経が大きく「交感神経系」「背側迷走神経系」「腹側迷走神経系」の3つに分かれ、ストレスなどでその健全なゆらぎのリズムが失われたときに、心身にさまざまな不調が現れること

・ストレス反応には大きく二方向あり、交感神経系優位な状態（炎のモード）のときはアッパー系のストレス反応、背側迷走神経系が優位な状態（氷のモード）のときはダウナー系のストレス反応があらわれること

・腹側迷走神経系が優位になっていると、心身が安全・安心を感じられる状態になり、生体の健全なリズムを取り戻すことができ、心身の回復につながること

・そのためには、心や身体の声を聴き、自分にとって本当に必要なもの、大切なものが何かを知ることが大事だということ

などについて、みなさんにお話ししてきました。

自律神経の状態や内受容感覚などの身体のニーズをキャッチすることで、自分自身への理解が深まり、以前よりも生きやすさを感じ、充実感を感じられるようになるでしょう。

さらに本章では、あなた自身にフィットしたコーピングへの理解を深めていただくために、「ＢＡＳＩＣ Ｐｈ」という考え方をご紹介します。

人には、どんな困難からも回復できる力が備わっている

ところでみなさんは、「レジリエンス」という言葉を聞いたことがありますか？レジリエンスとは、一般的には「困難をしなやかに乗り越え、回復する力」といわれています。

ＢＡＳＩＣ Ｐｈの提唱者であるイスラエルの心理学者で、精神的外傷の専門家、ムーリ・ラハドは、トラウマ的な経験をした人が、「そこからどう立ち直っていく

か」に注目しました。

甚大なストレス体験をした人々の対処メカニズムを観察し、そこに6つの対応があることを発見したのです。

彼はレジリエンスを「繰り返し挫折に見舞われたとしても、危機状況に耐え、そこから回復する継続的な力」であるといっています。


BASIC Phは、第一次中東戦争勃発以来、紛争が絶えないイスラエルで、1980年代に生まれました。

紛争地域で生きるということは、常に死と隣り合わせにあるということです。日常的に死の危険、自らの大切な人やものを失う危険がある。

そうした環境の中で、市民のストレス予防やストレスケアへの取り組みを行っていた研究者や医師は、生命を脅かされるような攻撃を受けたり、喪失を体験したりするたびに、彼らがどのようにして普段の生活に戻り、回復していくのか、そのプロセスについて調査を行いました。

その結果、市民たちのストレスへの対処方法（コーピング）が、

・B：Belief（信念・価値）＝政治的姿勢や宗教的信念、使命感、自己達成欲求や自己表現欲求など、信念や価値に頼る

・A：Affect（感情・情動）＝泣く、笑う、自分の感情体験を他の人に話す、感情を感じたり表現するなど

・S：Social（社会的）＝仕事を引き受けたり役割を担ったりすることで、集団や組織の一員となり、支えを得る

・I：Imagination（想像力）＝夢想にふける、楽しいことを思い浮かべる、クリエイティブな活動をするなど、想像によって現実に蓋《ふた》をしたり、気を紛らわせたりする

・C：Cognition（認知）＝情報収集をする、自分がどう行動するべきかを考える、自分と対話する、優先事項を洗い出すなど、問題解決に向けて動く

・Ph：Physiology（身体）＝身体を動かすことによってストレスに反

応したり、対処したりする の6つのチャンネルに分けられること、市民たちが一人ひとり、異なるタイプの対処方法を好んでいることがわかったのです。

BASIC Phは人の「世界とのつながり方」に注目したもの

ストレスとは、物体が外力を受けてもたらされる「ゆがみ・凹み」のことである、とお伝えしました。

ボールのようなものをイメージしてください。

外から力を受けて凹んでも、弾力で元の丸い形に戻ることができる。

この弾力がレジリエンスです。

しかし、弾力が失われていたり、外からの力があまりに大きすぎたら、ボールは潰れて凹んだままになってしまうでしょう。

それほど大きな衝撃をもたらし、その後にも強い影響をもたらす体験のことを「トラウマ」といいます。

ボールが凹んで潰れたままになっている状態のとき、何が起こっているか。

ラハド博士は、「世界とのつながりが失われている状態」であると言います。

トラウマと呼べるほどの大きな外傷体験は、その人と世界との「つながりの断絶」をもたらします。

心身が危機的な状況に陥ると、人は世界とのつながり方を見失います。

身近な存在と離れ離れになる、過度の緊張を強いられるなど、あまりにも大きなストレスや心の傷を負うと、何をすればいいのか、どう生きていけばいいのか、一時的にわからなくなってしまうのです。

あまりに悲惨な出来事を体験したとき、人は「誰とも話したくない」「どうせ誰も助けてくれない」「自分には何もできない」「世界は安全ではなくなってしまった」という気持ちになります。

そんな状態のときは、仮に救いの手があったとしても、それを跳ねのけてしまう。出来事に圧倒されて、心をシャットダウンして、氷のモードに入ってしまう。他人への信頼も、世界への信頼も消し飛び、一人ぼっちになってしまう。

これが「つながりの断絶」です。


そして、ラハド博士は、失ったつながりを取り戻すきっかけをつかむ「物差し」になるのが「ＢＡＳＩＣ Ｐｈ」の6つのチャンネルであると語ります。

自分と断絶されてしまった世界の間で重なる部分がないか探す過程を経て、人は回復し、また強くなる。

それが、ボールを凹みから戻す回復力、つまりレジリエンスであると考えました。


人は「つながり」によって癒やされ、回復するというのは、ポリヴェーガル理論と共通する点です。

しかも、その「つながり」の対象が何も人間に限った話ではなく、「世界とのつながり方」という風に拡張しているのが、ＢＡＳＩＣ Ｐｈのユニークで発展的な視点だと思います。

では、ＢＡＳＩＣ Ｐｈの異なるチャンネルを使って世界とつながっている、とはどういうことでしょうか。

「同じ出来事について語っているのに、人によって語られる内容がまったく違う」というのは、おそらくみなさんも経験したことがあるのではないでしょうか。同じプロジェクトに一緒に取り組んだメンバー同士が、そのプロジェクトについて話す場合でも、たとえばAさんは「どんな信念に基づいてそのプロジェクトを成し遂げたか」を語り、Bさんは「そのプロジェクトに関わっているとき、どんな感情の動きがあったか」を語り、Cさんは「どのようにして、プロジェクトにまつわる問題を解決していったか」を語る、といったことがしばしばあります。

このように、私たちは、何らかのフィルターを通して自分自身の体験を認識したり、他者へ伝えたりしています。

そのフィルターはBASIC Phの6つに分類することができ、6つのうちどれを優先させるかは人によって異なります。

先ほどの例で言うと、AさんはBeliefを、BさんはAffectを、CさんはCognitionを優先させているといえます。


もちろん、優先させるチャンネルが一つだけとは限りません。

BとCの2つを優先させ、Aをまったく使わない人、AとIを優先させ、Cをまったく使わない人などもいるでしょう。

でも、いずれにしろ、私たちはBASIC Phのうち自分にとって好ましいチャンネルを使って世界を眺め、世界を認識し、世界とつながっているのです。


そして、人間は言語を使って世界を眺め、認識し、語る生き物であり、「BASIC Phのどのチャンネルを使って世界とつながっているか」は、「BASIC Phのどの言語を使って世界を眺め、認識し、語っているか」「BASIC Phのどの言語の世界に生きているか」と同義であるといえます。

BASIC Phを使うことで、人は世界とのつながりを取り戻せる

人は、普段優先させているチャンネルを使って、あるいは逆に、普段使わないチャンネルを使って、再び世界とのつながりを取り戻すことで、心身を回復させていくことができます。

実際、イスラエルでは、BASIC Phを使って自分の体験や考えていることを語らせたり、後で詳しくお話しするように、BASIC Phを基に、適切なコーピングを見つけ、実践させたりすることで、戦争で心に傷を負った人々に世界とのつながりを取り戻させ、心身を癒やし、回復させる取り組みが行われています。

戦争という究極の状況下であっても、BASIC Phは「世界はどのように分

かれているのか」「自分は世界をどのように眺め（どの言語の世界に生き）ており、自分にとって生きるうえで必要なもの、大切なものは何なのか」「他者は世界をどのように眺め（どの言語の世界に生き）ており、その人にとって生きるうえで必要なもの、大切なものは何なのか」「自分と他者の世界の違いは埋められるのか」といったことを知るための道しるべとなり、心身を危機から回復させ、人々の中のレジリエンシーを呼び起こすうえで非常に有効です。

ＢＡＳＩＣ Ｐｈが、現代日本に生きる私たちにとって、生きにくい世界を生きやすくするための「物差し」となることは間違いないでしょう。

25

自分のパターンをつかむと癒やし&回復が行われやすい

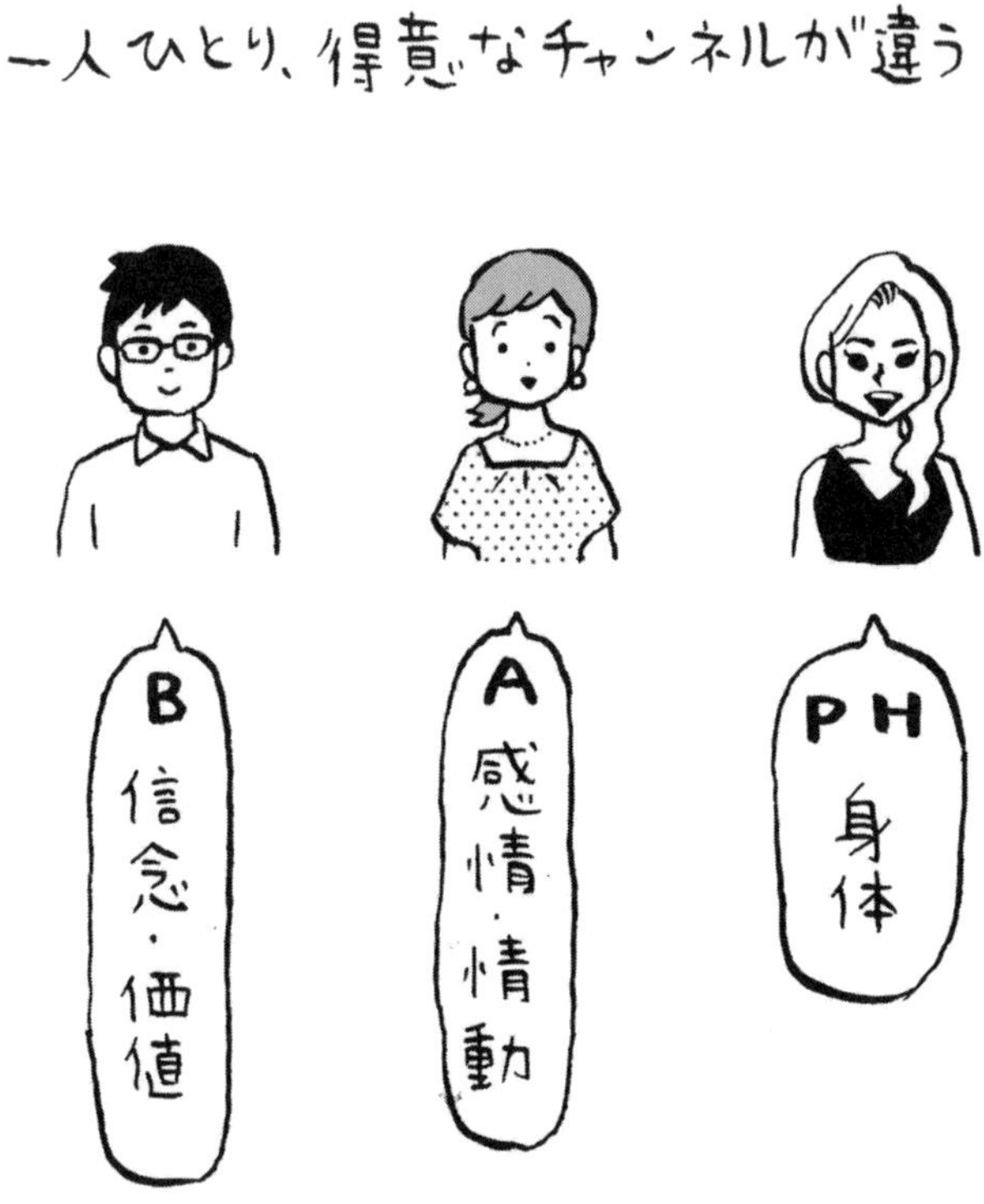
一人ひとり、得意なチャンネルが違う
B 信念・価値
A 感情・情動
PH 身体

一人ひとりが、それぞれに得意なチャンネルを持っている

ここで、ＢＡＳＩＣ ｐｈの６つのチャンネル（言語、スコープ）について、改めて詳しくお話ししておきましょう。

・Ｂ＝Ｂｅｌｉｅｆ（信念・価値）

信条や価値観、儀式・儀礼、信仰、スピリチュアリティなど、信念をベースに世界をとらえたり、「神に祈る」「自分は大丈夫だと強く信じる」「おまじないをする」「自分がなりたい姿を思い描く」といったことによってストレスに対処し、状況を打破し、自分を回復させようとしたりする場合は、Ｂのチャンネルを優先的に使っていることになります。

・Ａ＝Ａｆｆｅｃｔ（感情・情動）

喜怒哀楽などの感情をベースに世界をとらえたり、「怒る」「笑う」「泣く」「楽しいことを見つける」「愚痴る」など、感情を表現することでストレスに対処し、状況を打破し、自分を回復させようとしたりする場合は、Aのチャンネルを優先的に使っていることになります。

• S＝Social（社会的）

人間関係や役割などの社会的要素をベースに世界をとらえたり、人や組織、コミュニティとつながることでストレスに対処し、状況を打破し、自分を回復させようとしたりする場合は、Sのチャンネルを優先的に使っていることになります。

• I＝Imagination（想像力）

想像力・創造力をベースに世界をとらえたり、「ドラマや映画などを鑑賞する」「絵や物語を書く」「物の見方を変える」など、想像力を使うことでストレスに対処し、状況を打破し、自分を回復させようとしたりする場合は、Iのチャンネルを優先的に使っていることになります。

・C＝Cognition（認知）

事実や理性など、認知的要素をベースに世界をとらえたり、「知識や情報を得る」「調べる」「観察する」「戦略を練る」など、情報を集めて解決手段を考えることでストレスに対処し、状況を打破し、自分を回復させようとしたりする場合は、Cのチャンネルを優先的に使っていることになります。

・Ph＝Physiology（身体）

身体の反応などをベースに世界をとらえたり、「運動をする」「おいしいものを食べる」「お酒を飲む」「瞑想する」「外に出かける」など、身体にアプローチをすることでストレスに対処し、状況を打破し、自分を回復させようとしたりする場合は、Ｐｈのチャンネルを優先的に使っていることになります。

普段、どのチャンネルを優先させているかは、その人の性格や好み、属している文化などによって異なります。

そして、すでにお話ししたように、どのチャンネルをよく使っているかを知ることで、自分が世界をどのように見ているか、世界とどのようにつながっているかがわかり、自分にとって必要なもの、大切なもの、安全・安心を感じられるものを把握しやすくなります。

コーピングも、「ＢＡＳＩＣ Ｐｈ」の6つのチャンネルに分類できる

なお、疲れたとき、ストレスを抱えたとき、困難な状況に直面したとき、危機的な状況に陥ったとき、いつもどのような行動をとっているかを考えることは、自分が優先させているチャンネルを知る手掛かりになるかもしれません。

みなさんも、ぜひ考えてみてください。

あなたは、疲れやストレス、心の傷を抱えたときや困難な状況に直面したとき、どのような行動をとることで、気持ちを落ち着かせ、その状況を打破し、心身を回復させようとしますか？

「これは自分に与えられた試練であり、成長の機会だ」と自分に言い聞かせますか？

泣いたり怒ったりして、感情を思いきり吐き出しますか？

気心の知れた、安心できる相手に相談しますか？

好きなアニメや音楽、ゲームなどに没頭しますか？

ネットや人との会話などから情報を集め、具体的な解決方法を見出そうとしますか？

お酒を飲んだり、運動したり、何らかの方法で身体を使って発散させようとしますか？

もちろん、答えは一つでなくてもかまいません。

思いつく限りリストアップし、それぞれどのチャンネルに属するか分類してみましょう。

先ほどの例でいくと、「これは自分に与えられた試練だ」と自分に言い聞かせて鼓舞《こぶ》するのは、Bを優先的に使う人。

泣いたり怒ったりして、感情を吐き出すのは、Aを優先的に使う人。

気心の知れた、安心できる相手に相談するのは、Sを優先的に使う人。

好きなアニメや音楽、ゲームなどに没頭するのは、Iを優先的に使う人。

ネットや人との会話などから情報を集め、具体的な解決方法を見出そうとするのは、Cを優先的に使う人。

お酒を飲んだり、運動したり、体を動かしたり、何らかの方法で身体を使って発散させようとするのは、Phを優先的に使う人だと考えることができます。

あるいは、ストレスがたまったときや困ったとき、次のような行動をとる人がいたとします。

・占いに行く↓B
・とにかく寝る↓Ph
・仲のいい友だちに泣きながら愚痴《ぐち》る、しゃべる↓S、A
・おいしいものを食べる↓Ph
・絵を描いたり、ゲームの世界に没頭したりする↓I
・SNSに吐き出して気持ちをすっきりさせる↓S、A
・気持ちを込めて、カラオケで歌う↓A、歌うはI
・泣ける映画やドラマを観る↓A、観るはI

この場合、Bが1つ、Aが4つ、Sが1つ、Iが3つ、Cが0、Phが2つとなりますから、この人は6つの中ではAのチャンネルが得意だと考えることができます。

このように、同じ人でも、そのときの状況などによって使うチャンネルは異なりますが、中でも頻繁に使うチャンネルと、まったく使わないチャンネルがあるはずです。

なお、この例や241ページの表をご覧いただければわかるように、一つのコーピングが、必ずしも一つのチャンネルにのみ属しているとは限りません。

困難な状況から抜け出すために、誰かの意見や行動に従うとき、「この人は専門性が高いので、意見に従うことが合理的だ」と考えていれば、Cのチャンネルということになりますし、「この人は自分の気持ちをわかってくれて、安心できる」という気持ちに基づいているのであれば、SやAのチャンネルということになるでしょう。

自分にとって有効なチャンネルを確認しよう

さらに、シチュエーション別に、各チャンネルの効果の度合いを考えてみるといいかもしれません。

たとえば、

・仕事でミスをして落ち込んだときは、友だちにしゃべって思いっきり愚痴をこぼす（S、A）より、ゲームの世界に没頭した（I）ほうが、回復が早かった
・家族やパートナーと喧嘩をしてストレスがたまったときは、ゲームをしてもまったく気分が晴れなかった

といった具合に、

・どのチャンネルを使ったときに、心身の回復が早いと感じたか
・どのチャンネルを使ったときに、より心が安らぐと感じたか
・あまり効果が感じられないチャンネルはなかったか

を思い返してみてください。

「あなたが傷ついたり困難に陥ったりしたとき、何が救いになりますか？」という漠然とした質問に答えるのは難しくても、「困難に直面したとき、自分は6つのチャンネルのうちのどれをよく利用するだろうか」「自分の心が安らいでいるときは、6つのチャンネルのうちのどれを利用しているときか」など、ＢＡＳＩＣＰｈの6つのチャンネルをベースに考えることで、より自分の心身を回復させるのにふさわしいコーピングを見つけやすくなるはずです。

そして、自分の中のレジリエンシーが何によって呼び覚まされるかが明確になれば、それだけあなたの人生は、より生きやすいものになるでしょう。

コーピングの内容

B	・「お天道様がみている」と思う（Sも） ・宗教やスピリチュアリティ、占いに頼る、祈る ・「これは運命だ」と考える ・縁起をかつぐ、ジンクス ・楽観主義を貫く ・自己啓発本を読む ・嫌な出来事や苦痛の中に意味を見出す など
A	・ホラー映画を観る ・怒る、嘆く ・おもいっきり泣く ・感情的な音楽を聴く ・お笑い動画を見て、思いっきり笑う ・怒りに任せて安いお皿を割る（Phでもある） ・親密さを育む など
S	・誰かに相談する ・家族とコミュニケーションをとる ・SNS（Aでもある） ・旧友に会う ・誰かの役に立とうとする ・飲み会をする（Phでもある） ・人との距離をとる、引きこもる など
I	・現実から逃避する、空想にふける ・写真を撮る ・ミュージカル・演劇を観る ・美術館に行く ・創作活動をする ・ファッション、メイク ・漫画、アニメ、ゲーム ・コスプレ ・ユーモアを大事にする、あえてふざける など
C	・情報収集し、分析する ・TODOリストを作る ・リスクマネジメント ・他者とのコミュニケーションを通じて状況を理解する（Sでもある） ・出来事からの学びを考える（Bでもある） ・パズルや謎解きなどで頭を使う ・認知やストレスについて学ぶ など
Ph	・掃除、散歩 ・料理（I、Cでもある） ・大声を出す（Aでもある） ・行動的な気晴らしをする ・スポーツ ・マッサージ（Sでもある） ・サウナ、温泉 ・アロマセラピー ・スキンシップ（Sでもある） など

26

新しいチャンネルを開拓することもできる

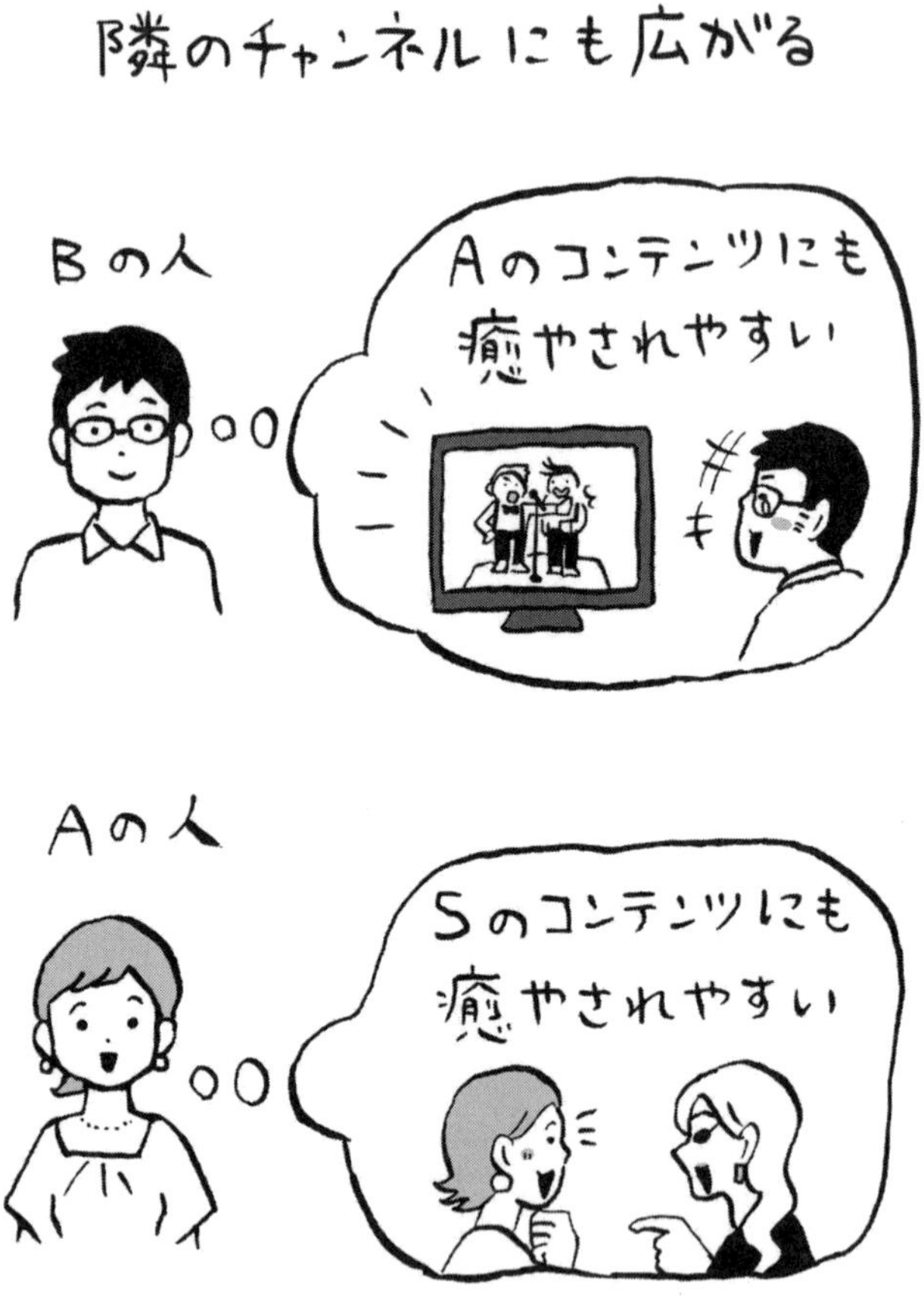

隣のチャンネルにも広がる
Bの人
Aのコンテンツにも癒やされやすい
Aの人
Sのコンテンツにも癒やされやすい

いまの自分のコーピングだけでは、なかなか事態を打破できない、ということもあると思います。

そんなときは、自分と相性のよいチャンネルを知ることで、同じチャンネルの中の別のアクションを試してみることができます。

たとえば、「今日は一人でゲームをする気になれない（ゲーム）」「でも、このゲームの衣装を買って、着てみようかな（コスプレ）」といった具合にです。（実際、私の部屋やクローゼットには、スプラトゥーンのグッズやTシャツやブキが溢れかえっています）。

また、それぞれのチャンネルの隣同士は開拓しやすい、といわれています。「I」がメインチャンネルであれば、その両隣の「S」と「C」が開拓しやすい、ということです。

たとえば、

・好きなアニメを友だちと一緒に観たり、オフ会に参加したりする（I→S）
・自分の作った創作を、誰かにプレゼントして楽しんでもらう（I→S）
・好きな作品がなぜ面白いのか、分析する（I→C）
・ユーモアを大事にすることの合理性を学習する（I→C）

といったところでしょうか。


日本では、S、C、Phのチャンネルを活用する人が多いようです。

なお、ラハド博士はIチャンネルの活用を推奨しています。

なぜならば、どれだけ追い詰められた環境でも、お金や役に立つ道具を何も持っていなくても、想像力は絶対になくならないからです。

イメージの力は無限大で、すべてのチャンネルの代わりが務まる、と言います。

いろいろな作品の中で扱われる「イマジナリーフレンド」はその典型例です。

誰も話し相手がいない子どもは、心の中に「想像上の友だち」を創り出します。

その「友だち」とは実在する存在のように一緒に遊び、話し合うことができ、子どもの心を支える存在として機能します。

ほかにも、「もしも、誰にも負けない強い信念をもっていたら……」「合理的な問題解決能力をもった私」「大海原に気持ちよく浮かんでいるイメージ」といったように、Iチャンネルは、すべてのチャンネルの代わりになりうるのです。

「今まで短所だと思っていたものが、実は長所でもあるかもしれない」と、物事の見方を変えて新しい枠組みでとらえ直すことは、まさに創造性の発揮であり、Iチャンネルの真骨頂です。

また、一見病的だったり、不健康に見える対処であっても、その人なりに精いっぱいチャンネルを活用している結果である、とみなすのがBASIC Phの基本的な考え方です。

たとえば、Ｐｈチャンネルにおいて、過度な飲酒や暴飲暴食、自分を傷つけるような行為もまた、そのチャンネルを活用したコーピングの一つとみるのです。ただ「健康に悪いこと」とみなすのではなく、その人が生きるために、少しでも楽になるように必死で使っている「力」なのであって、そこには「肯定的な側面がある」「力を発揮できている」ことをより積極的に認めていくのです。

この視点は、ＢＡＳＩＣ Ｐｈの中でも、特に素晴らしいところだと考えています。

6つのチャンネルを知ることで、人間の世界とのつながり方が多様であることが理解できます。

自らのコーピングを深めたり広げてみたりすることで、新しい世界を見つけやすくなります。

また、他者とのコーピングのスタイルの違いを理解しやすくなり、より相手に合わせたサポートやコミュニケーションがしやすくなるでしょう。

心と体を回復させる

最終章

restore the mind and body

「身体と調和する」生き方を目指そう

「地に足がつく」「肚《はら》が据わる」といったように、日本語には身体を使った慣用句が多く存在します。

昔の人は、いまよりも身体感覚を重要視していたのだろうと思います。

自分の身体とうまくつながっていくことは、現代の多くの人にとって大きなテーマなのではないかと考えていますが、これは、私自身の現在進行系の課題でもあります。

やるべきことに忙殺され、体調が悪くなってしまった時期がありました。以前、余裕がなくなっていたことが、あらゆるコミュニケーションにも悪影響を及ぼしていました。

いま、私自身が中年となり、自らの生き方を振り返る時期になって、どうしたらより「地に足がついて」「肚の据わった」生き方ができるか、ということを考えたときに、「身体性」と調和して生きていくことが、本当の意味での「ゆたかさ」に通じてくるのではないかと思い至りました。

本書の結びとなるこの章では、自分の身体と調和していくためにどう生きていけばいいのか、普段から考えていること、実践していることをお話しします。

主観的なレベルの話も多いので、どうぞ「お口に合う」ところだけ持って帰っていただければ幸いです。

「身体の言うことはいったん正しい」と考えてみる

さて、近代以降、人間のとらえ方においては、頭（脳）が一番上位の存在であり、身体はそれに従う下位の存在であると思われていました。

要は「アタマのほうがエライ」だったのです。

しかし、直近の研究では、内受容感覚という身体的な情報が、感情の元となっており、「私が私である」という「自己の感覚」の大元であり、さらには経験的な意思決定の源泉になっているということが分かってきました。

ということは、頭と身体というのは、私たちが考えているよりも、ずっと対等な関係なのかもしれません。

にもかかわらず、私たちのほとんどはこの数十年、頭を使って「考える」ことばかりして、身体感覚に基づいて「感じる」ことをおろそかにしてきました。

もう少し身体が感じることにリスペクトを持ち、耳を傾けてみるべきなのだろうと思います。

「身体に起きていることは、いったん正しいと受け入れる」という態度で、痛みや違和感、ざわつき、心地良い感じというのを見つめ直してみる。

たとえば、仕事が立て込んでいて「まだいける！」「絶対に今日中に終わらせる！」と思っていたけど、なんだか今日はまぶたが重くて頭がすっきりしない気がするというときは、「今日は早く帰ったほうがいいのかも」とか「15分だけ、休憩室で丸まってみようか」という選択肢を考慮してみる。

もしくは「何かやりたい！」と思ったときに、これは身体が求めているのか、アタマが求めているのかをちょっと考えてみる。

そんな風に、「身体との対話」の機会を増やしてみることで、身体との対話レベルが上がっていくのではないかと考え、日々トライしています。

27

怒りたいときは怒ってもいい

怒りの感情は敵ではない

よく、「日本人は、感情を表に出すのが苦手な人が多い」といわれます。

実際、私の知人や、クリニックにいらっしゃる患者さんを見ても、感情を出すことを「恥ずかしい」「みっともない」と思っている人は少なくありません。

中でも、多くの人が「怒り」という感情と付き合うことを苦手としています。

社会には「人前で怒りをあらわにするべきではない」という暗黙の了解のようなものが存在しており、ほとんどの人が知らず知らずのうちに怒りの感情を出すことを抑えているのではないでしょうか。

自分の力ではどうにもならない理不尽な目に遭い、「怒っても仕方がない」とあきらめてしまっている人、怒りの感情を我慢しているうちに怒り方がわからなくなり、怒ることがおっくうになってしまっている人もいるでしょう。

怒りという感情に非常にネガティブな印象を持っているため、「怒りを感じたくない」「怒りという感情が怖い」「怒ってしまった自分が許せない」という人はたくさんいます。

しかし、「怒りに任せて相手を攻撃すること」と「怒ること、怒りという感情を抱くこと自体を我慢すること」とはまったく異なります。

社会で生き抜いていくために、適切に攻撃性を発揮することはとても大事です。直接的な暴力ではなく、コントロール可能な興奮を伴って発揮される「健全な攻撃性」は、支配的な相手から身を守ることや、交渉において意志を貫くこと、挑戦することなどにつながります。

怒りは、ラインオーバーしてくる相手を「押し返す力」として働き、他人との健全な境界線をつくるうえで欠かせない大切な感情です。

怒りの蓄積を感じたときに、交感神経反応が活発化し、イライラしたり心拍が速くなったりするのは、正常な反応です。

相手に直接ぶつけられないとき、怒るべき相手が目の前にいないときは、一人で怒りの言葉を口にしたり、紙に書いたりしてもいいでしょう。

健全な防衛としての交感神経の反応を「やりきる」ために、タオルを口に加えて噛みしめたり、「ウ〜ッ」と唸ったり、ゴムボールや握力を鍛えるハンドグリップを思いきり握りしめたりするのもいい方法です。

早く何度も行なうのではなく、絞り出すようにゆっくりじっくり行なうのがコツです。

怒りは、自分を不当な攻撃から守るための自衛官や警備員のようなものです。

決して敵ではありません。

手放さず、うまく関係を作れるようにしていきましょう。

誰にも会いたくないときは、会わなくていい

「誰にも会いたくない」。

もともと人づきあいが得意でない人はもちろん、普段活発な人でも、ときにはそんな気持ちになるのではないかと思います。

何日も人に会いたくない状態が続くこともあれば、飲み会の途中で突然電池が切れ、帰りたくなることもあるでしょう。

当然のことですが、人とコミュニケーションを取るにはエネルギーを消費します。この社交のためのエネルギーを、ゲームのHPのように、「ソーシャルポイント（SP）」と呼んでいます。

どんなに社交的な人であっても、SPが切れたら、社交モードである腹側系の状態でいられなくなります。

そうなると、背側系に入り、「閉じたくなる」のです。

それは「そろそろ店じまいだよ」という身体からの合図でもあります。

この「コミュニケーション・オーバー」の状態になっているときは、普段仲がいい人であっても、会うのが億劫《おっくう》になって、一切の交流を拒絶したくなることも珍しくありません。

よく、そんな自分のことを「情けない」「自分はなんてダメなんだろう」と思ってしまう人がいます。

しかし、決して自分を責める必要はありません。

むしろ、それを責めたり、無理やり動こうとしたりするほうが、背側に入ろうとする身体を停滞させ、動けない状態を長引かせてしまうケースも多いのです。

「いろいろ動こうとあがいていたんですけど、むしろあきらめて何もしないことに徹したほうが、回復が早い気がするんですよね」と言ってくれた患者さんがいました。

まさにその通りで、いっそのこと「背側に入らねば」という身体のニーズに身を委ねたほうが、健全なリズムは戻りやすくなります。

コミュニケーションオーバーになったときは、「貝のように」固く閉ざし、じっとしていることがもっとも合理的なのです。

電車など人が多いところを避け、極力人と会わない時間を作り、ＳＰを回復させましょう。


幸い、今の時代は、人と会わなくてもある程度生活することができます。

必要なものはネット通販で買うことができますし、職種や職場のテレワーク化の進み方によっては、人の会話がかなり少ない環境で働ける人もいるでしょう。

自分のＳＰを消費しすぎない環境を整えるのも大事です。

一人暮らしであれば自分の家にこもってしまえばいいのですが、実家やシェアハウスで暮らしている人は、なかなか他者とのコミュニケーションをシャットアウトするのが難しいでしょう。

その場合は、ネットカフェや人の来ないトイレにこもって体育座りする、布団などをかぶって周囲と壁を作る、「貝になってるときはほっといて」と予め《あらかじ》周囲に伝えておくなど、少しでも閉じこもることに専念しやすい環境を確保しましょう。

28 小さな変化に気づいてくれる人を大事にしよう

以前、こんな患者さんがいました。

前に働いていた職場で、仕事もしくは人間関係がうまくいかず、心身が疲れ果て、ついに動けなくなり、休職することになった。

その後、職場に復帰したり、職場を変わったりしたけれど、以前と同じような状況に遭遇すると、また心身がフリーズし、会社に行けなくなってしまう。

そんな自分が情けなくて、嫌いで、「私はダメな人間だ」「何をやっても、どうせ私は変われない」「成長がない」と絶望している。

何とかしたいと必死で頑張っているのに、結局同じようなことを繰り返すと、人はどうしても自己嫌悪に陥ってしまうものです。

しかし、本当にまるっきり成長も変化もしないという人はいません。「成長がない」「変化がない」と嘆くのは、「自分は成長がない人間である」という思い込みが強く影響しているのであって、ただ自分の微細な変化に気づいていないだけであることの方が圧倒的に多いです。

どんなに停滞しているように見えていても、小さな変化は確実に積み重なっているのです。

その方は、何度も休職と復職を繰り返していましたが、休職のたびに何かしらの変化は見られていました。

たとえば、「以前は、上司や同僚から頼まれたことを、何も考えずにただ引き受けていたけれど、『これは私がやるべきことだろうか』『何となくモヤモヤする』といった葛藤《かっとう》が生まれるようになった」といったようにです。

人はらせん状に成長・変化していきます。

同じような石につまずいているように見えても、まるっきり同じ転び方をしているわけではありません。

転び方も少しずつですが、必ず上手くなっています。

その変化に自分で気づいてあげてほしいと思います。


多くの人はビフォーアフターが鮮やかな「劇的な変化」を求め、憧れるものです。

しかし、小さな変化を積み重ねていくことには、また一味違った充実感があると思います。

人の変化とは、得てして後者のパターンのほうが多いように感じます。


ただ、自分自身のミクロな変化には、なかなか気づけないものです。

だからこそ、その小さな変化に気づき「そこが成長だよ」「そこ、変化してるよ」と指摘してくれる第三者がいるとしたら、とても大きな助けになるでしょう。

ぜひ、そうした良き目をもった人との関係を大切にしてあげてください。

29 「ゆっくり」であることの価値を知る

現代社会では、私たちはどうしても、スピードや効率を求められがちです。

仕事が早い、レスが早い、足が速い。

「はやい」ということは、とても大きな価値を持ちます。

しかし、「ゆっくり」であることもまた、素晴らしい価値をもっていることに徐々に気づかされています。

どうやってこの「ゆっくり」を生き方に取り入れていこうか、というのが私の生活の大きなテーマになっています。

「ゆっくり」でなければなし得ないことがあるのです。


たとえば、骨折後のリハビリテーション。

自分の身体の反応に気をつけながら、少しずつ慎重に進めていかなければ、また怪我をしてしまいます。

歯科の矯正においても、強い力で歯列を急に動かそうとしても動きませんし、逆に歯が損傷してしまうリスクもある。

弱い力をゆっくり与え続けることでのみ、徐々に動いてくるのです。

心の病においても、「早く治してください」と焦る人ほど、かえって良くなるのに時間がかかってしまうということがよくあります。

「早く治さないと、仕事が、居場所が、積み上げてきた評価がなくなってしまう」という危惧《きぐ》があるのはもっともなことです。

しかし、そうした恐怖感に支配されて、休むことを望む自らの身体の声を無視し、必要な回復の時間を見誤ってしまうと、より傷を深めることにつながります。

また、ある種の心理療法で、クライアントさんの身体を動かしてもらうアプローチがあるのですが、それも、「ゆっくり」やらないと効果が出ない、ということがあります。

不安を抑える方法として臨床でよく用いられるのは、「ゆっくりと呼吸すること」です。

人間がもっとも癒やしや安心を感じやすい呼吸のペースは、「1分間で5・5回のペース」であるといわれています。

呼吸と気分・感情は深く連動していて、心理療法や瞑想など、さまざまな生活の中に活かされているのです。

もちろん、人間関係における安心感においても、「ゆっくり」であることはとても重要な意味を持ちます。

前述のように、人間はコミュニケーションの中で、相手の声のトーンやしゃべる速さ、表情などを読み取り、神経学的にとらえています。

せかせかとまくし立てるように話す相手より、落ち着いてゆっくりと話す相手に、たしかな安全の感覚を感じやすいというのは想像しやすいのではないでしょうか。

仲の良い家族が寝転がって手をつないでいると、それだけで自然と呼吸や心拍のリズムがそろってくる、ということもあります。

このように、他者を通じて安心が伝わり落ち着いていくことを、ポリヴェーガル理論では「協働調整」といい、ほ乳類にとって非常に重要な能力であることを強調しています。

いわば腹側の連鎖ですね。


穏やかに微笑んでいる人や、落ち着き払っている人との交流によって心が落ち着いたり、逆に焦っている人やせかせかしている人の近くにいたら、同じように落ち着かなくなったという経験は、多くの人にとって珍しいものではないでしょう。

気分を落ち着けたいときは、気分が安定的に落ちついている穏やかな人と交流したほうがいいでしょう。


安心とは決して、言葉だけで達成されるものではありません。

他人に安心感を与えたいと思うならば、いつもの2倍くらい時間をかけて、ゆっくり動くというのもいいかもしれません。

30 ソーシャルメディアと2種類の快

ツイッターにインスタグラム、フェイスブックにLINE……。

パソコンやスマホの普及に伴い、SNSは今や、私たちの生活に欠かせないものになっています。

SNSが便利であることは言うまでもありません。

世界中の人とつながり、電話やメールよりも気軽に、簡単にコミュニケーションをとることができますし、自分の考えを全世界に発信することができ、幅広い情報が大量に、瞬時に入ってきます。

対面でのコミュニケーションは苦手だけれど、SNSを介してなら人とつながることができるという人もいるでしょう。

職場や家庭ではない「居場所」を持つことは、メンタルヘルス的にも大事です。メインのコミュニティで行き詰まったときの命綱にもなるかもしれません。

「自分がそうありたいキャラ」で振る舞えるように、複数のアカウントを使い分けることもいいでしょう。

しかし一方で、SNSが、私たちのもっとも身近にある「強烈な依存物」の一つであることも、知っておかなければなりません。

SNSは、ときに脳内報酬系を刺激し、ドパミンという神経伝達物質を分泌させ、快感や幸福感、やる気などをもたらしますが、その刺激は強く、快感を与えてくれたものへの依存性も高まります。

その依存物を使っているときには快感が出ますが、依存物を使っていないときの不快度も増していきます。

そして、依存物の強い刺激以外の弱い刺激では快感情を得られにくくなるため、実は全体の「快」は減っていき、それを埋めるためにさらに依存物を使用し、かつそれ以外では快感を得られなくなるという悪循環が起こってきます。

これが依存のメカニズムです。

なお、依存物が依存物となりうる条件として、

①快楽をもたらすもの
②飽きずにずっと続けられるもの
③手軽に得られるもの

が挙げられます。

タバコやギャンブルもそうですが、SNSの利用はそれよりも金銭的負担が少なく、やめどきがありません。

「仕事に支障が出てきた」「スマホは楽しいけれど、それ以外のことをやる気がなくなってきた」となってきたら、要注意です。

「車やバスに乗っていることを忘れる」「自分の周りの人や物や世界が本物でないように感じる」といったような解離体験（ダウナー系のストレス反応）の頻度の高さと、インターネット依存度の高さが比例するという報告もあります。

スマホの過剰利用は、氷のモードの蔓延の一因になっていると考えられます。

コロナ禍において、スマホへの依存度はさらに高まったといえますが、そのことが、パンデミックによる精神的なダメージに拍車をかけている可能性が指摘されています。

そして、スマートフォンの利用時間を減らし、身体活動を増加させることが、いわゆる「コロナうつ」など、パンデミックによる心理的悪影響から回復するためのレジリエンスを高めたとの報告もあります。

ドパミンが出るような「強い快」は、頭（脳）が求めていることであって、身体が求めていることとは違うのかもしれないということを、気に留めておく必要があります。

人間はもともと、「ゆるやかな快」でもゆたかさや幸福感を感じられるようにできています。

強い快は、人生のスパイスとして大事なものですが、「ゆるやかな快」を追求していくこともまた、とてもクリエイティブなことなのではないかと考えています。

というのも、ドパミン的な快は達成感や高揚感を伴いますが、長続きしません。それればかりを追うと「もっと快がほしい！」という連鎖から降りられなくなり、総体としてのゆたかさは減ってしまう。

ゆるやかな快は、穏やかで地味ですが持続的なものです。

とすれば、生活の中に持続的でゆるやかな快をなるべく多く組み込んで、両者のバランスをとっていくのが得策だと思うのです。

身体の声を聴きながら、そうした「穏やかなしあわせ」「なんかいい感じ」を感じられるようなものを見つけて育てていくことが、ゆたかさの下地を耕していくことにつながりそうだなと思い、私自身も日々開拓しているところです。

31　承認欲求は、罪ではない

SNSの時代になって、「承認欲求」という言葉が有名になりました。

承認欲求とは、「他者から認められたい」「自分を価値ある存在として認めたい」という願望のことであり、これが強すぎることは、一般的にネガティブなものとして受け止められています。

しかし、他者とコミュニケーションをとる際に、「自分がどのように振る舞えば、目の前の相手から承認され、好感が持たれるか」「有能な人だと思ってくれるだろうか」「嫌われないですむだろうか」といったことをまったく考えない人は皆無なのではないでしょうか。

他者に自分がどう映るかを考えるのは、とても自然なことです。
なぜならば、社会の中で孤立しては、生きてはいけないからです。

承認欲求の根底にあるのは、「自分には関わる価値がある」ということを相手に証明して、周囲に認知してもらうことで、孤立せずに生き延びるための生存本能です。

注目してもらえなければ生きられないから、注目を求める。
それは、「他者とつながって生き延びる」というほ乳類としての戦略です。
だから、承認欲求は必要なものであり、悪者ではありません。

しかし、行き過ぎた承認欲求によって苦しんでいる人がいるのも事実です。

承認欲求の苦しさは、「私には価値があります」と常に証明し続けなければいけないことの苦しさに紐づいています。

承認欲求が強いというのは、常に何らかの価値観によって他者からジャッジされてきたことの裏返しかもしれません。

そして、みんなが少なからず、お互いに「この人は自分にとって価値があるか」という ジャッジの視点を持ちながら人間関係を形成しています。

「持ちつ持たれつ」が人間社会の本質なので、それは仕方のないことかもしれません。

しかし、そういうことを考えなくてもいいコミュニケーションも存在します。

「ジャッジしない」関係性というのは、安心を考えるうえでとても重要です。

人は誰かから評価の対象になっているとき、防衛的になります。

特に弱っているときほど、余裕がなくなり、交感神経が働きやすくなります。

自分をジャッジする人から離れるというのは、ピンチの定石であるといってもいいかもしれません。

32
2種類の「承認」を意識する

承認は、人が生きていくために必要不可欠なものですが、過度な承認欲求はゆたかさにつながりません。

承認とうまくつきあっていくうえで、とても大事なポイントがあります。それは、承認には「価値への承認」と「存在への承認」の2種類が存在する、ということです。

前者は、「お金を持っている」「仕事ができる」「役に立つ」「容姿が美しい」「話が面白い」といった優れた価値に向けられる、条件つきの承認のことです。

後者は、その人が、その人のもつ「有用さ」や「価値」を問わず、存在としてあるがままに受け入れられるということ。
いてくれるだけでありがたいと思えるような、無条件の承認のことです。
そして、本当に安心に結びついているのは、存在に対する承認です。

すべての人間関係は、この2つの承認のバランスによって成り立っているのだと思います。

価値への承認のバランスが大きくなれば、関係はより合理的でビジネスライクになります。

「金の切れ目が縁の切れ目」というのが典型的です。

そして、存在への承認のバランスが大きくなれば、赤ちゃんと親のような関係に近づきます。

利害関係がなくても成立する関係は、より根源的な安心に近いものとなるでしょう。

「ただそこにいてくれる」ということが、ありがたい。

お互いにそんな風に思える人間関係の割合を、少しずつでも上げていくことができるのではないでしょうか。

頑張っていなくても気を遣いすぎなくても、そこにいることをただ認めてくれる。

そうした存在への承認の態度をもって接してくれる人と、そうでない人。

この両者を峻別するのは、人生の中でももっとも重要な技術の一つではないかと思うのです。

前著『我慢して生きるほど人生は長くない』（アスコム）において、私は「あなたを大事にしない人を、あなたが大事にする必要はない」とお伝えしました。

逆もまたしかりです。

あなたの存在そのものを大切にしてくれる人を、あなた自身も大切にして、真摯《しんし》に関係を作っていくことが、真に安心できる人間関係を構築していくことにつながるのではないかと思います。

33 どんなときでも「遊び心」を忘れない

氷のモードから抜け出すためにとても有効なアプローチがあります。

それは、「あそぶこと」です。

「あそび」とは、ポージェスによれば、腹側迷走神経系と交感神経系が両方働いている状態です。

腹側系で安心を感じたまま、交感神経系のエネルギーを発散させること、それが「あそび」です。

ほ乳類の子どもは、ヒトでもイヌでもネコでも、互いに「危険な存在ではない」ということがわかると、勝手にあそび始めるそうです。

一緒に歌ったり、踊ったり、ごっこ遊びをしたりすることで、コミュニケーションのための腹側の神経系を発達させているのです。

子どもにとって「あそび」とはとても大きな意味を持つのです。

そして、人が氷のモードに入っているときに、ゆるやかにアクセルを踏み出すために何かしらの「遊び」を取り入れることは、とても理にかなっています。

しかし、大人が「遊ぶこと」や「楽しむこと」に対し、罪悪感や不謹慎さなど、どこかネガティブな印象を持っている人は多いのではないでしょうか。

米ギャラップ社の調査によれば、多くの人が社会人として働きはじめる23歳頃から、人が笑う回数は急激に減り始めるそうで、「ユーモアの崖」と呼ばれています。「仕事は真面目にやるべき」「遊びよりも仕事が大事」というのが、多くの人にとって「常識」的な考え方ではないかと思います。

ところが、その考えに異を唱える人がいました。

文化人類学者のヨハン・ホイジンガは、「遊びこそが人間活動の本質である」と考え、人類のあらゆる文化は、すべて遊びの中から生まれたと主張しました。

もっと「遊ぶこと」の重要性とパワーを理解し、人生の重要な位置に据えてもいいのかもしれません。


つらく厳しい場面ほど、ユーモアや遊び心をもって危機を乗り越えてきた、という人がいます。

ユーモアは交感神経系を活性化させ、つながり感やレジリエンスを高めることが知られています。

逆境に追い込まれてシリアスになればなるほど、人は無力感や絶望感を感じ、凍りついて、氷のモードに入ります。

それでは、その人の良さや本来の力が発揮できず、事態に圧倒されてしまうかもしれません。

「シリアスに対抗できるのはユーモアである」というのが、私自身がとても大事にしている考え方です。

大きな喪失があったときや絶望的な局面ほど、不謹慎なことを言ったりして、むしろふざけてやろうという精神でなんとかやってこられたところがあります。

これは身をもって得た経験則であり、信念に近いものがあるかもしれません。

遊び心は人間が人間らしく生きるための知恵だと思います。

どんなときでも忘れずに、大事に携えておきたいものです。

34 与えられた役割を脱ぎ捨てて「ヒト」になる

これまで繰り返し、健全なものにはゆらぎがある、とお伝えしてきました。

休むことの真骨頂は、腹側迷走神経系を健全に働かせることであり、その機能の本質は「リズム」です。

リズムを失うと、自律神経のモードを切り替えることができなくなり、ゆらぎを失います。

私たちはそのようにして、環境に応じていろいろなモードを切り替えながら生きています。

リズムがあることが健全であり、ヒトらしい生き方なのです。

もちろん、社会的な存在としてのニンゲンにおいても、同じことが言えるのではないかと思います。

過剰適応とは、他者や社会が期待する役割から降りることができずに、生物（ヒト）としての自分を犠牲にして、他者のために価値のある自分でい続けようとしてしまうことでもあるのではないでしょうか。

社会的な役割を果たし、他者にとっての価値を生み出している自分（ニンゲン）と、その役割から降り、ただ生物として存在している自分（ヒト）。

そのどちらもが「自分自身」であり、そこを行ったり来たりできることこそが、より健全な状態といえるのではないかと思うのです。

だから、本当に大切なことは、自らの社会的役割を一次的にでも「オフ」にできることなのではないでしょうか。

他者のニーズを引き受けすぎて、気を遣いすぎて、コミュニケーション・オーバーになったときには、ちゃんと「いっさいのコミュニケーション交流を中断して引きこもりたい」という身体のニーズが、背側迷走神経系の反応としてあらわれてくれます。

そのニーズに応え、「氷のモードの自分」を引き受けて、しっかりと引きこもることの大切さをここで強調したいのです。

精神科医でありミュージシャンでもある北山修（きたやまおさむ）先生は、人生を舞台とたとえたとき、安心してリラックスできる『心の楽屋』の必要性を語ります。

「実際の演劇には、観客に見せる舞台だけでなく、役から降りて素顔に戻ることのできる楽屋があります。

そして、人生にも、この楽屋に相当する部分がぜひとも必要なのです」

「観客から見られている舞台から降りて、一人でホッと一息つける場所。人の眼を気にせずに素顔になれる場所。

そうした『心の楽屋』が、現実の世の中においても必要なのです」

「この舞台は自分の意思で降りて、楽屋に撤退していいんだということを知っていれば、一時的に楽屋に戻り、態勢を整えて、また舞台に上がり直すこともできるで

しょう」（『ハブられても生き残るための深層心理学』〈岩波書店〉より）

さて、どこでそんな「楽屋」が得られるのか。

それは、友だちが担ってくれるのかもしれないし、カウンセラーなどのメンタルヘルスの専門家などが担ってくれるのかもしれません。

そもそも「人間なんてみんな等しくダメであり、みんな等しく尊い」ということを真に理解している人は、いたずらに他者をジャッジすることをしません。

そういう人に頼れるところは頼ったりもしつつ、ほんの短い間でもいいから、役割から「降りる」ことができれば、健全なリズムを取り戻せる可能性が高まるでしょう。

世間や社会というのは、思っているよりも絶対的な存在ではありません。

当たり前だと思っている社会的役割をオフにできるようにできることは、あなたの生きのびる力を大きく高めます。

「そんなものに応え続けなくてもいい」ということを、あなたの身体は教えてくれています。

「炎のモード」と「氷のモード」。

「激しい快」と「ゆるやかな快」。

「アタマで考える」と「カラダで感じる」。

「演じるわたし」と「降りているわたし」。

「社会的存在としてのニンゲン」と「動物としてのヒト」。


これらの複数の状態を行きつ戻りつしながら「リズムをもってゆらいでいること」が、人間らしさを取り戻すことであり、「休む」ことのもっとも本質的な効用なのではないかとおもいます。

ブルース・リーは、
"Don't Think, Feel."(考えるな、感じろ)と言いました。

やっぱり頭で考えることをやめるわけにはいかないけど、身体で感じる力を育て、バランスをとれるようにしていきたいな、という気持ちを込めて、受験生のときになんとなく好きだった英語構文を添えて本書を締めたいと思います。
Not only "Think", But Also "Feel."
("Think" だけじゃなくて、"Feel" もね)
読んでいただいてありがとうございました。

心療内科医が教える
本当の休み方

発行日　2023年 9月13日　第1刷
発行日　2024年10月30日　第20刷

著者　　　　鈴木裕介

本書プロジェクトチーム
編集統括　　　柿内尚文
編集担当　　　栗田亘
デザイン　　　小口翔平、青山風音（tobufune）
イラスト　　　伊藤ハムスター
編集協力　　　岡田太陽（BASIC Ph JAPAN）、村本篤信
校正　　　　　荒井順子
本文デザイン・DTP　廣瀬梨江

営業統括　　　丸山敏生
営業推進　　　増尾友裕、綱脇愛、桐山敦子、相澤いづみ、寺内未来子
販売促進　　　池田孝一郎、石井耕平、熊切絵理、菊山清佳、山口瑞穂
　　　　　　　吉村寿美子、矢橋寛子、遠藤真知子、森田真紀、氏家和佳子
プロモーション　山田美恵
講演・マネジメント事業　斎藤和佳、志水公美

編集　　　　　小林英史、村上芳子、大住兼正、菊地貴広、山田吉之、大西志帆、福田麻衣、
　　　　　　　小澤由利子
メディア開発　池田剛、中山景、中村悟志、長野太介、入江翔子、志摩晃司
管理部　　　　早坂裕子、生越こずえ、本間美咲
発行人　　　　坂下毅

発行所　株式会社アスコム

〒105-0003
東京都港区西新橋2-23-1　3東洋海事ビル
TEL：03-5425-6625

印刷・製本　株式会社光邦

Printed in Japan ISBN 978-4-7762-1258-4

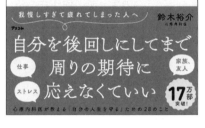